小肠疾病内镜诊断

主 编 于中麟
副主编 张澍田 冀 明 吴咏冬

科 学 出 版 社
北 京

内 容 简 介

本书由多年从事消化科内镜临床一线的专家编写,主要介绍了内镜在小肠疾病诊断中的应用。每种疾病皆在介绍病因、症状、诊断方法之后,重点讲解内镜检查肉眼所见,以及内镜下与其他疾病的鉴别诊断,并简述了治疗方法。

本书图文并茂、内容实用,可供消化科医师、内镜医师、普通外科医师以及拟从事消化内镜专业的相关人员参考。

图书在版编目（CIP）数据

小肠疾病内镜诊断/于中麟主编. —北京：科学出版社，2018.3
ISBN 978-7-03-056323-1

Ⅰ. ①小… Ⅱ. ①于… Ⅲ. ①小肠－肠疾病－内窥镜检 Ⅳ. ①R574.504

中国版本图书馆 CIP 数据核字（2018）第 008911 号

责任编辑：于　哲 / 责任校对：张小霞
责任印制：徐晓晨 / 封面设计：龙　岩

版权所有，违者必究。未经本社许可，数字图书馆不得使用

科学出版社 出版
北京东黄城根北街 16 号
邮政编码：100717
http://www.sciencep.com

北京建宏印刷有限公司 印刷
科学出版社发行　各地新华书店经销

*

2018 年 3 月第 一 版　开本：850×1168　1/32
2020 年 4 月第二次印刷　印张：4 1/8
字数：106 000

定价：68.00 元
（如有印装质量问题，我社负责调换）

前　言

多年来，小肠疾病一直被认为是少见病。另外，由于诊断手段偏少，认识不足，故小肠疾病长期以来被业内认为是"黑暗的土地"。

1971 年 Olympus 公司开发了小肠镜，但当时只能推至十二指肠悬韧带，而且很难操作，故未能推广。日本山本博德医师开发了双气囊小肠镜，对小肠疾病的临床诊断起到了重要的推动作用，随之由富士胶片公司推出双气囊小肠镜，之后，Olympus 公司又推出单气囊小肠镜，使了解"黑暗的土地"初见曙光。

以色列 Given Imaging 公司在 2001 年开发了胶囊内镜，数年之后国内金山公司也生产出胶囊内镜，小肠检查逐渐达到安全、无痛苦化。

上述检查技术的发展和进步无疑提高了对小肠疾病的认识水平。

本人于 20 世纪 80 年代赴日本留学，其间，发现小肠气对比的 X 线造影能够提高临床诊断能力，应将其掌握。回国后运用此技术诊断了数例在其他医疗单位不能确诊的病人，这些病人的病情皆属晚期。

目前，随着国内各种内镜的使用和普及，医生们在小肠内镜诊治方面积累了一定的经验，但由于小肠疾病较少见，且检查费用偏高，多数检查者经验十分有限。为此，我们编写了本书，以期为初学者提供学习参考，同时也为消化科医师提高对小肠疾病的认识提供丰富的参考资料。

《小肠疾病内镜诊断》一书在编写过程中，得到王海寅工程师、牛丹丹同志的大力支持，在此一并予以致谢。由于编者学术水平有限，书中若存在不足或错误之处，望读者批评指正。

首都医科大学附属北京友谊医院
教　授

于中麟（天津医科大学名誉教授）　张澍田
冀　明　吴咏冬

目　　录

一、小肠炎症性疾病（非肿瘤性疾病）/ 1
非特异性小肠炎症性疾病 / 1
　　克罗恩病 / 1
　　非甾体抗炎药性溃疡（NSAID 溃疡）/ 4
　　肠道白塞（Behçet）病/单纯性溃疡 / 7
　　慢性非特异性多发性小肠溃疡 / 10
　　缺血性小肠炎 / 13
　　过敏性紫癜 / 15
　　嗜酸性粒细胞浸润性小肠炎 / 17
特异性小肠炎症性疾病 / 20
　　组织移植后宿主病 / 20
　　胶原病性小肠病变 / 23
　　小肠结核 / 26
　　甲氧西林耐药性葡萄球菌性肠炎（MRSA 肠炎）/ 28
　　放射性小肠炎 / 32

二、小肠肿瘤性疾病 / 35
恶性小肠肿瘤性疾病 / 35
　　原发性小肠癌 / 35
　　恶性淋巴瘤 / 37
　　消化道原发滤泡性淋巴瘤 / 40
　　肠道 T 细胞淋巴瘤 / 44
　　小肠黏膜相关淋巴组织（MALT）淋巴瘤 / 48
　　胃肠道间质瘤 / 51
　　小肠类癌 / 55

良性小肠肿瘤性疾病 / 59
    小肠多发神经内分泌肿瘤 / 59
    Peutz-Jeghers 综合征 / 62
    Cronkhite Canada 综合征 / 64
    家族性大肠腺瘤病中的小肠腺瘤 / 67
    脂肪瘤 / 71
    炎性类纤维性息肉 / 72
    小肠平滑肌瘤 / 75
    海绵状血管瘤 / 78
    毛细血管瘤 / 80
    化脓性肉芽肿 / 83
    淋巴管瘤 / 86

三、小肠血管性疾病 / 90
    遗传性出血性末梢血管扩张症 / 94
    小肠静脉曲张 / 97

四、小肠其他疾病 / 101
    梅克尔憩室 / 101
    小肠憩室(不含梅克尔憩室) / 103
    蛋白漏出性胃肠病(不含肠淋巴管扩张症) / 106
    肠淋巴管扩张症 / 109
    小肠气囊肿 / 113
    小肠结石 / 116
    异位胰腺 / 118

参考文献 / 121

一、小肠炎症性疾病（非肿瘤性疾病）

非特异性小肠炎症性疾病

克罗恩病
Crohn disease

克罗恩病多表现为腹痛、腹泻、肛门部病变，伴有体重减轻、发热等全身症状。

该病为自身免疫异常而呈持续性炎症的一种疾病，目前病因尚不明确。

除肠管外症状尚有贫血、关节炎、口腔溃疡、结节性红斑、坏疽性脓皮病等皮肤症状及虹膜炎，幼年发病尚可致生长发育障碍，病程长久则易发生恶性肿瘤。

临床症状与活动程度并非完全一致。

必须以内镜、造影检查来客观评价炎症程度及病变范围。以往只能以大肠镜评价大肠及回肠末端的病变，自小肠镜应用于临床以来，使过去无法评估的小肠疾病成为可能。

治疗方面主要是加强营养及药物治疗。自药物英夫利昔单抗（infliximab）、阿达木单抗（adalimumab）为代表的抗体制剂应用以来，药物治疗已成为主要手段，使长期预后得到改善。目前治疗目标以临床症状改善、防止复发为中心，内镜评价指标也进入了"黏膜愈合"这一概念，治疗原则上遵循黏膜愈合后再行抗复发治疗这一理念。

【内镜所见】

气囊小肠内镜已达到肉眼可直接观察的水平，小肠病变的铺路石改变及纵行溃疡、不规整溃疡与大肠镜所见相似。阿弗他溃疡，即病变中央部呈凹陷性溃疡，周边炎症性水肿性隆起，但这些改变在其他病亦可呈现。

克罗恩病变具有纵行倾向的特征，且此不规则之纵行溃疡在其他疾病比较少见，溃疡多发生在肠系膜附着侧，用内镜观察时处于从回盲部至回肠末端，插镜时多在 12 点处（图1，图2），若回肠见到的糜烂呈纵行排列，则大多数活检标本都能在切片上看到肉芽肿（图3）。

虽然小肠造影、胶囊内镜也可能发现病变（图4），但不如气囊小肠镜清晰，且能取到活检标本，行病理学诊断，还能进行狭窄处的扩张治疗，而胶囊内镜在有狭窄病变时会有滞留胶囊的危险。不过胶囊内镜检查具有病人痛苦小，易于接受的优点。

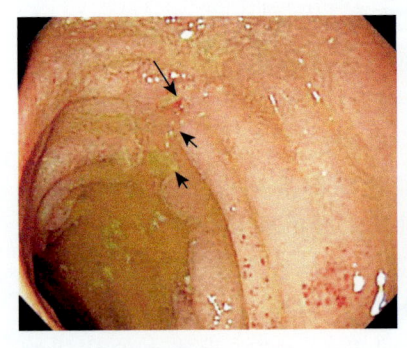

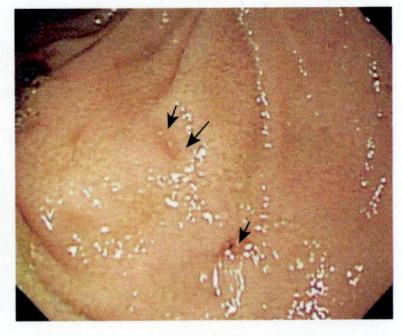

图1　气囊小肠镜：系膜附着部纵行倾向溃疡

图2　气囊小肠镜见纵行糜烂

【鉴别诊断与内镜的鉴别】

肠结核：溃疡走行多是横行，或有环行倾向，陈旧病变可

一、小肠炎症性疾病（非肿瘤性疾病）

见瘢痕性萎缩带。

克罗恩病溃疡多在肠系膜附着处，即内镜插入时多在回盲瓣、回肠 12 点处。尽管如此，实际上鉴别尚存在不少困难。

肠白塞病、单纯性溃疡：多以回盲瓣为中心，呈圆形、卵圆形溃疡，溃疡周边几乎无炎性隆起，极似拔钉孔样凹陷溃疡。

NSAID 空肠病变：多以糜烂为主，至回肠可形成小溃疡、环行溃疡，当克罗恩病发生狭窄时也可以见到。

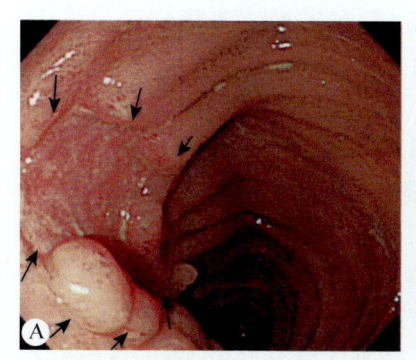

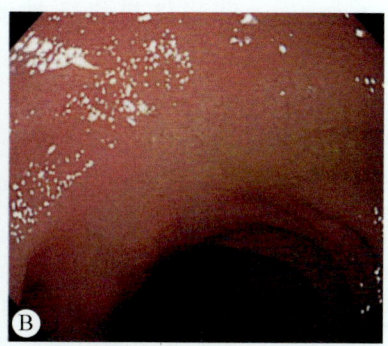

图 3　英夫利昔单抗治疗后黏膜愈合，瘢痕化

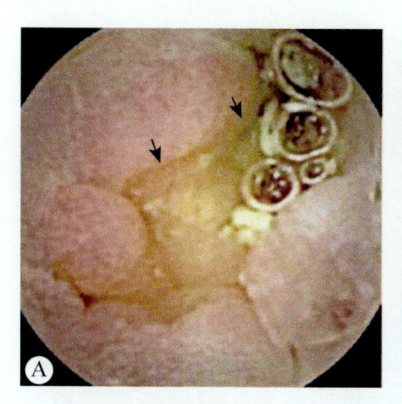

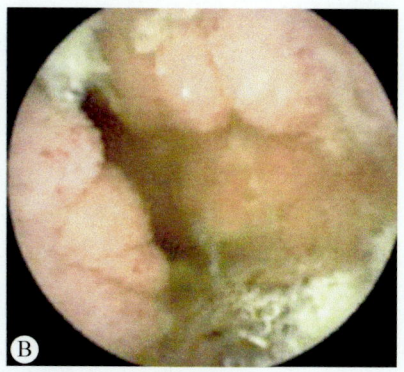

图 4　胶囊内镜所见：回肠纵行溃疡（A）和铺路石改变（B）

3

【治疗原则】
1. 营养疗法。
2. 药物治疗。
3. 如有小肠狭窄,可进行手术治疗。①行扩张术,以 X 线小肠造影为标准,狭窄＜3cm 为宜;＞3cm 多扩张失败。②择期手术。

非甾体抗炎药性溃疡（NSAID 溃疡）
NSAID related ulcers

非甾体抗炎药及小剂量阿司匹林（aspirin）,不仅会损伤胃、十二指肠黏膜,还可引起小肠溃疡性病变,常为原因不明的消化道出血病因之一。

选择性环氧化酶抑制药 COX-Ⅱ亦不例外。但不同种类的 NSAID 药物,在不同的服用时期,需多长时间才发病尚不清楚。

近年应用小肠胶囊内镜后,经临床研究服用 NSAID 药物者约 70%的人发生小肠黏膜损伤,高龄与 PPI 并用的重病者发病更为多见。

【诊断标准】
尚不明确,可参考以下项目。
1. 内镜见小肠溃疡且有膜样狭窄。
2. 发病时正在服用 NSAID,停药后病情好转。
3. 除外特异性肠病和感染性病因;无抗生素服用史。
严格地讲第 2 项是必需的。

NSAID 及小剂量阿司匹林,是为了镇痛或抗血栓治疗,切勿为了诊断本病停药而使病情恶化、复发,尤其是有缺血性心、脑、末梢血管病正在使用小剂量阿司匹林者,若停药应与相关专科医师会诊后再决定。

一、小肠炎症性疾病（非肿瘤性疾病）

【内镜所见】

胶囊内镜虽为微创检查，但应在 CT 下小肠造影确定无狭窄情况下进行。有 NSAID 服药史，且确认有狭窄，存在胶囊滞留肠内的可能，应在向病人明确说明后，再进行检查。若证明通畅，也应充分予以评价后再行检查，因有时即便存在狭窄，胶囊内镜仍可能通过。

内镜下常见表现为阿弗他溃疡、拔钉孔样溃疡，圆形、不整形地图样溃疡，形态多种多样，而环行溃疡和膜状狭窄为特征性所见，但仅有 2%，长期小剂量服用阿司匹林也有同样报道，而多数仅为红斑及绒毛缺损等微细改变。

病变分布：溃疡多在小肠远端，与肠系膜附着侧或对侧或无关，可经活检孔注入造影剂进一步明确病变分布及狭窄程度，或是否在系膜附着侧（图 5、图 6）。

【鉴别诊断】

本病内镜表现多种多样，很难明确诊断，尽管有环行溃疡与膜状狭窄的特征性改变，但实际上很少出现，因此存在服药史至关重要。

需鉴别的疾病有：细菌感染性肠炎、肠结核、巨细胞病毒性肠炎、克罗恩病、非特性多发性小肠溃疡、缺血性小肠炎、肠道白塞病、小肠癌、恶性淋巴瘤。上述疾病皆有可能出现溃疡性改变，抗酸菌培养、活检、隐性结核感染血液检查（quantiferon）对诊断有一定帮助。

与克罗恩病有一定差别的是溃疡并不一定发生在系膜附着侧，不伴有定型病变的疾病，如口腔黏膜溃疡、外阴溃疡、眼部病变。有时鉴别困难。活检多为非特异性炎症，而看不到肉芽肿变化。

【治疗原则】

1. 抑制肠管炎症，防止并发症，改善营养状态。

2. 停药，但注意是否存在使原发病恶化的危险。目前对改用 COX-Ⅱ 选择性抑制药是否能预防尚不肯定。

3. 美索拉唑、雷贝拉唑能否预防尚无定论。

4. 大出血、穿孔、梗阻时应外科治疗。

5. 对小肠狭窄者，内镜下扩张术有可能代替手术。

只有在膜样狭窄 UL-Ⅱ 溃疡瘢痕时使用，由于只存在固有肌层，故不会引起穿孔。

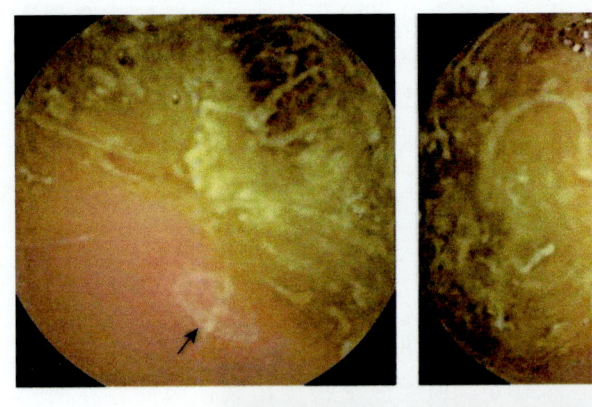

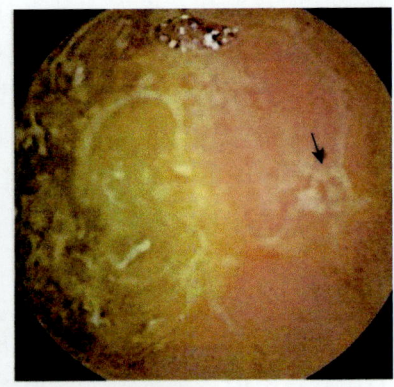

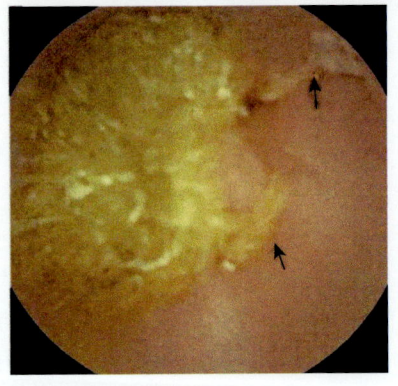

图 5　胶囊内镜：服用小剂量阿司匹林致小肠黏膜损伤残渣较多，下部小肠多发溃疡，形态各异

一、小肠炎症性疾病（非肿瘤性疾病）

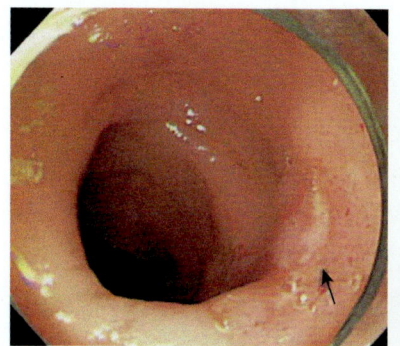

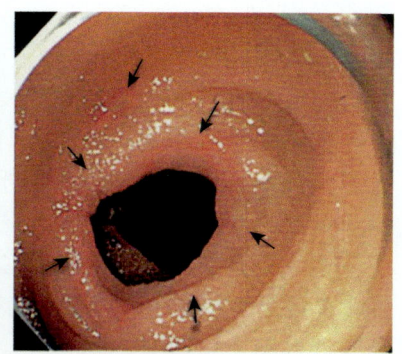

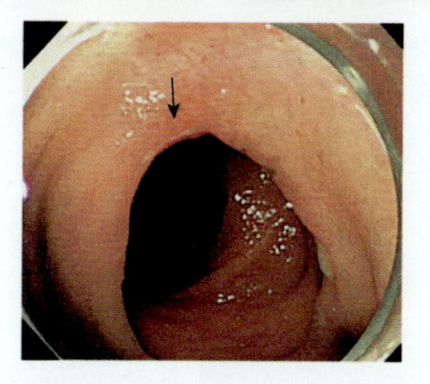

图 6　服用小剂量阿司匹林的气囊小肠镜所见，同上病例，以回肠为中心多数溃疡，圆形、地图样，特征性环行溃疡

肠道白塞（Behçet）病/单纯性溃疡
Entero-Behçet's disease/Simple ulcer

白塞病为原因未明的全身性炎性疾病，特征表现为口腔黏膜溃疡，皮肤、眼、外阴部的慢性炎性。以消化道病变为临床改变的白塞病，多在回盲部形成挖坑样溃疡。

肠道白塞病占总体白塞病的 2%～26%，多为无眼部症状的不完全型。

【内镜所见】

典型者呈边缘清晰的挖坑样或拔钉孔样溃疡，其形状呈卵圆形或类圆形，也有呈不规则形，回盲部好发（图 7A），也有呈多发者，两病变中间黏膜无炎性改变。

也有呈阿弗他多发溃疡，形态多种多样。不典型者（图 7B，图 8）多在回盲部，兼有典型病变并存，也有只见不典型者。甚至伴有铺路石样改变。

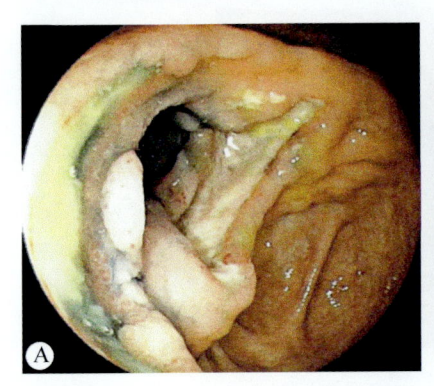

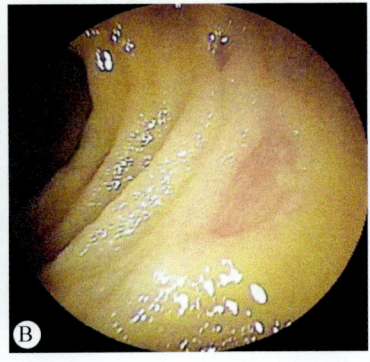

图 7 气囊小肠镜所见

A. 典型病变，回盲瓣上边缘清晰开放性溃疡；B. 非典型，回肠上卵圆形溃疡

【鉴别诊断】

本病需与克罗恩病、肠结核、非甾体消炎药性肠病、回盲部形成溃疡的感染性肠炎、淋巴瘤、癌相鉴别。

一、小肠炎症性疾病（非肿瘤性疾病）

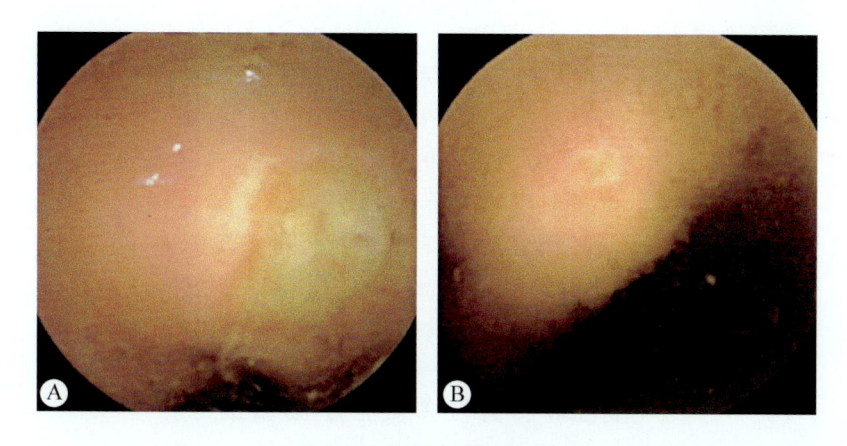

图 8　胶囊内镜所见
A. 回肠类圆形溃疡的典型病变；B. 非典型病变，回肠糜烂灶

形态：从溃疡形态及形状区分很重要。

不典型者从病变分布及排列形态观察也是有用的。

克罗恩病：病灶以系膜附着侧为中心，形成纵行排列。

肠结核：溃疡多以黏膜肌层为中心，好发在肠系膜附着的对侧。

参考条件：服药史、炎性反应、隐性结核感染血清试验，活检（图 9）。

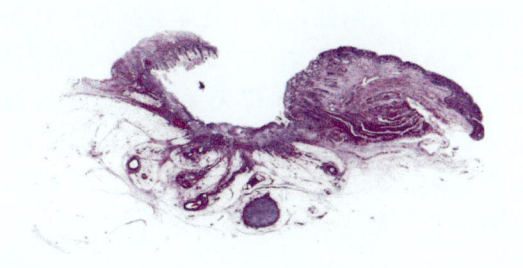

图 9　切除肠管病理切片所见：明显纤维化的挖坑样溃疡 UL-Ⅳ

9

【治疗原则】

症状明显时，内镜表现呈明显挖坑样溃疡，先以皮质激素进行缓解治疗，好转后以 5-ASA 维持治疗。

激素治疗无效或减量复发时，使用免疫抑制药硫基嘌呤，注意保持营养，必要时可予以肠营养疗法。

近年有报道称使用 TNF-2 有效，且标准治疗无效时，本药有效。

内科治疗无效或穿孔，形成瘘管时行外科手术治疗。

慢性非特异性多发性小肠溃疡
chronic nonspecific multiple ulcer of the small intestine

本病表现为持续性潜在出血，导致贫血及低蛋白血症，无自愈倾向的小肠浅而多发的溃疡。

组织学无特异性的慢性炎症性肠道病变，有常染色体劣性遗传家族的表现，可能属于家族性遗传疾病。年幼时出现原因不明的缺铁性贫血起病，青壮年后始获诊断。

【主要症状】

贫血，伴水肿，肉眼无血便，呈高度低色素性贫血，低蛋白血症，大便隐血持续阳性，可有轻度炎症指标上升。

病变发生在回肠，但至末端又正常，小肠溃疡呈横行状或细长三角形，与肠系膜附着部位无关。随肠管长轴方向走行，溃疡亦可呈分支状或有融合倾向，溃疡止于黏膜下，轻度淋巴细胞及浆细胞浸润，溃疡底部有均匀一致的纤维化，溃疡边缘及溃疡间黏膜正常，无绒毛萎缩。

一、小肠炎症性疾病（非肿瘤性疾病）

【内镜所见】

呈边缘清楚的浅的黏膜缺损，溃疡边缘无炎性反应性隆起，白苔薄，易脱落露出溃疡底，多呈环行（图10A）或纵行（图10B）或斜行（图10C）或螺旋状（图10C），总之，形状不固定或假性憩室样（图10D）管腔变形。若管腔呈全周性狭窄或假性憩室，则多呈现开放性溃疡（图10E），但无铺路石及息肉样改变。

X线检查十分重要，可见溃疡不规则、僵硬、变形及假性憩室。

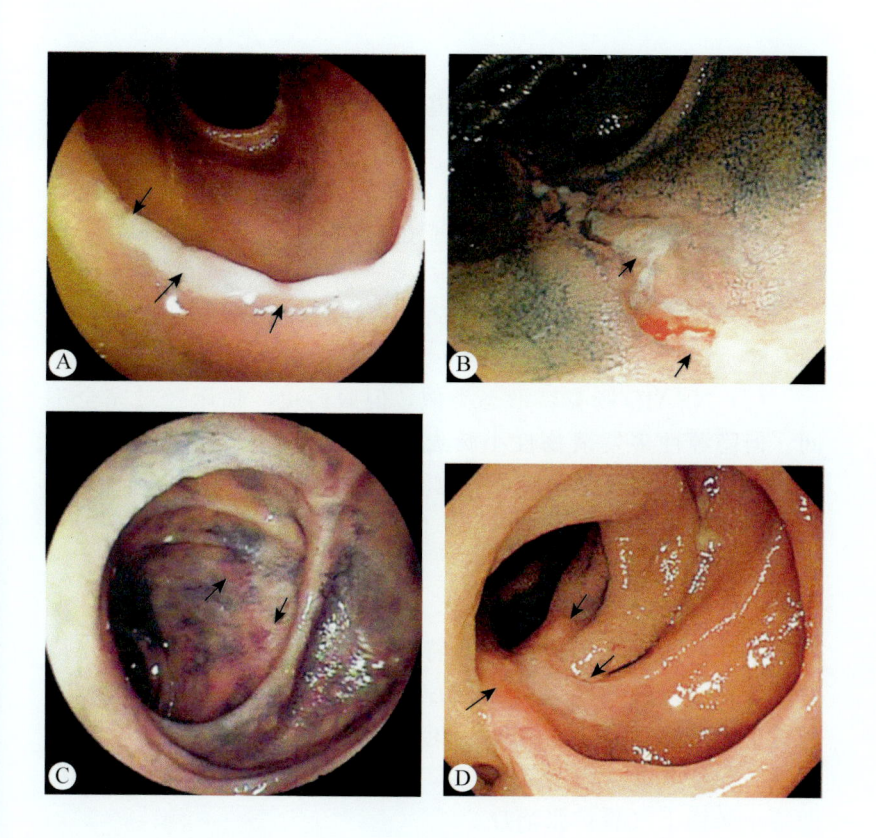

11

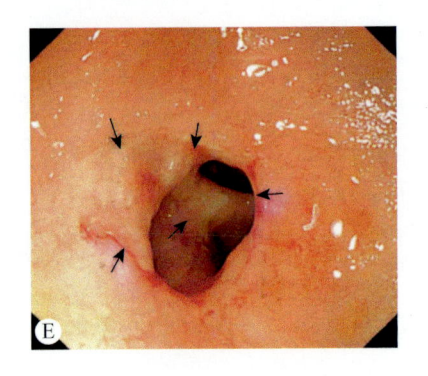

图 10　慢性非特异性多发性小肠溃疡

A. 回肠薄，薄白苔，浅线状溃疡呈环行；B. 纵行；C. 斜行；D. 由于邻近溃疡多发管腔可呈螺旋状变形（C）及形成假性憩室（D）；E. 瘢痕收缩狭窄残存开放性溃疡

【鉴别诊断】

需与结核、克罗恩病、肠道白塞病、单纯性溃疡、药物性溃疡鉴别。

本病不发生在回肠终末部，是很好的部位鉴别诊断。

（1）治愈期的结核有时会混淆，但本病在回盲部无萎缩性瘢痕及炎性息肉。

（2）克罗恩病，肠道白塞病，单纯性溃疡不仅好发部位不同，溃疡深度、形态上皆不同，易鉴别。

（3）NSAID肠炎：形态类似，但服药史、临床经过完全不同。但隐源性多发溃疡性小肠炎（cryptogenic multifocal ulcerous enteritis，CMUSE）及细胞质磷酸酯酶A2（CPLA2）缺乏类肠病有可能相似，而且内镜下的异同点尚不清楚。

【治疗要点】

本病具难治、易反复性的特点。贫血、低蛋白血症者，应对症处理予以铁剂及肠营养治疗。溃疡完全瘢痕化者较少，使用抗炎症药物（激素、ASA、免疫抑制药）无效。静脉高营养是唯一疗法，常于停止治疗经口进食后又再发。若肠道狭窄可期待小肠镜下气囊扩张治疗。

缺血性小肠炎
ischemic enteritis

缺血性肠炎指动脉主干并未阻塞而肠管微小循环障碍引发的可逆性或一过性缺血性病变，其中在小肠发病的称缺血性小肠炎。与缺血性大肠炎相比，缺血性小肠炎发病率很低，原因是小肠侧支循环丰富，难以发生缺血。至 2008 年为止，日本仅报道 140 例。本病多呈一过性反复出现，至今尚未确定诊断标准。

病因：① 血管阻塞性或非阻塞性血供障碍；② 疝绞窄；③ 腹部外伤；④ 血管炎性病（淀粉样变、胶原病）；⑤ 放射线照射；⑥ 服用氯化钾肠溶胶囊等药物导致肠溃疡。无明显原因者称特发性缺血性小肠炎，多具有疾病史，如高血压、糖尿病、心房颤动、缺血性心脏病、脑血管病及高龄。

【内镜所见】

内镜所见报道甚少，必须确定无狭窄时，必要时应确定消化道可通过者才可应用胶囊内镜。高度狭窄时只限于应用小肠镜检查（图 11），经口亦可经肛，可先行加强 CT 以确定最近距离再进行，一般说来，经肛插入是较安全的通路。

口服清肠液时需注意，经口插镜时由于与滞留气体、液体等肠内容相接触，要边吸边插镜。

镜下所见病变取决于缺血程度、发病时间，因此表现也是多种多样的。

急性期：局限性水肿、发红，肠绒毛脱落，全周性纵行不整等多种形状溃疡。

慢性期：呈向心性管状狭窄，颗粒状黏膜隆起，高度狭窄时口侧肠管扩张（图 12），一过性后期黏膜恢复正常，或留有溃疡瘢痕，或轻度变形。

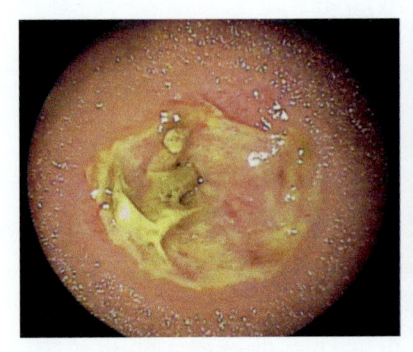

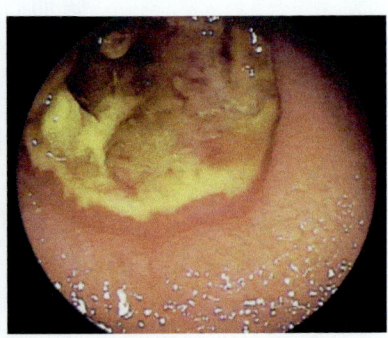

图 11　气囊小肠镜所见：经口插镜见幽门环以下 150cm 有全周性溃疡并有倒瓶口样狭窄

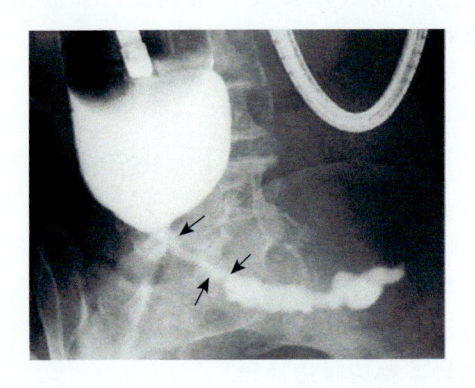

图 12　内镜下小肠选择性造影可见 3cm 长的高度狭窄，狭窄口侧扩张

【鉴别诊断】

缺血性小肠炎的诊断比较困难，多以除外其他疾病后而确定，甚至有时为了诊断性治疗而手术者也未获得诊断。

急性期常须与急性肠炎鉴别，两者 CT 皆可见局限肠黏膜肥厚，一般数天至 1 周逐渐好转。

慢性期需鉴别的有克罗恩病、肠结核、慢性非特异性多发性小肠溃疡、NSAID引起的小肠溃疡、小肠癌、恶性淋巴瘤等。有报道称本病好发于回肠，需与白塞病及肠管单纯性溃疡相鉴别。服药史，炎性反应的C反应蛋白、红细胞沉降率（血沉）、隐性结核血清化验对鉴别诊断有一定帮助。

【内镜所见】

克罗恩病溃疡多见于肠系膜附着侧，而肠结核、白塞病、单纯性溃疡和多发溃疡则在肠系膜附着对侧。本病表现多样，活检对诊断帮助不大，基本上以排除诊断法为主。

【治疗原则】

急性期：禁食补液使肠道充分休息，可并用抗生素，若无效而又不能诊断，迫不得已才开腹探查，但也可能得不到帮助。近年气囊小肠镜可能对有些狭窄行扩张有效，以狭窄长度评价短者最为合适，恶性肿瘤性狭窄无效，但有使用支架而获短期改善的效果。

过敏性紫癜
Henöch-Schönlein purpura

过敏性紫癜系IgA免疫复合物沉着于全身微细小血管所致的疾病，伴有明显的白细胞破坏性血管炎（leuko-cytoclastic vasculitis，LCV），血管炎导致血管通透性增加，造成渗出、出血。以发作性皮肤紫癜为特征，下肢皮肤出血斑（图13）、关节症状、腹部症状、肾损伤为主要症状表现。

小儿多发，成人较少（约占5%），全消化道皆可发生改变，约15%消化道症状出现在皮肤症状之前，尚可发生肠穿孔、肠梗阻严重并发症。

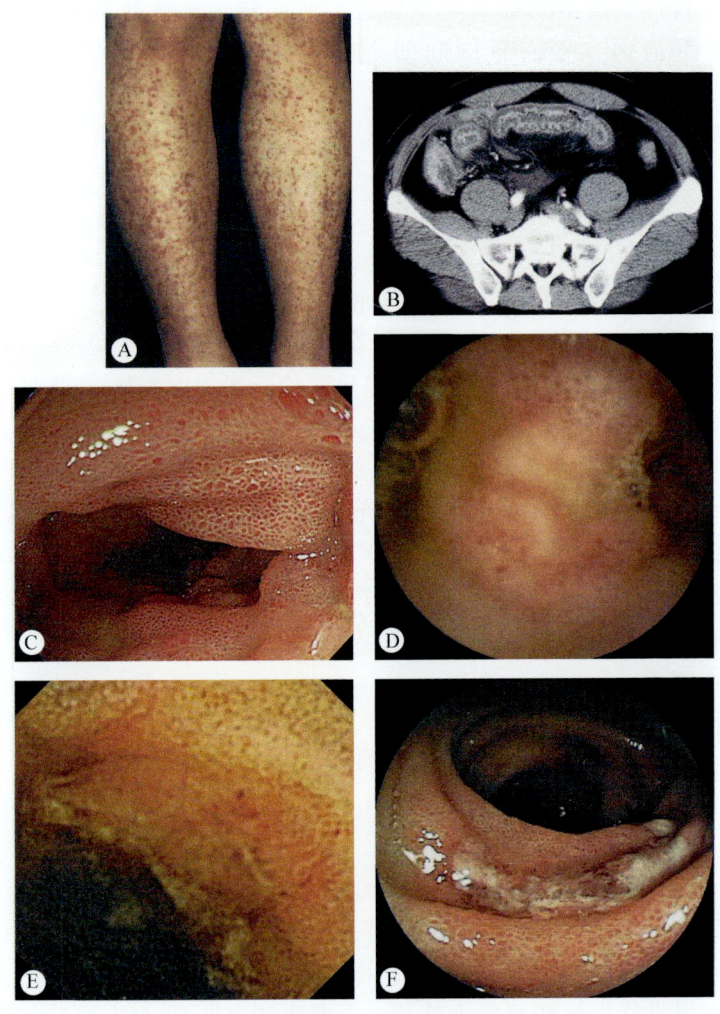

图 13　过敏性紫癜

A. 下肢紫癜表现，以小腿伸侧面为中心；B. 腹部增强 CT 回肠壁水肿、增厚；C. 下消化道内镜回肠末端红斑；D. 胶囊内镜小肠中部发红；E. 胶囊内镜回肠下部溃疡及发红；F. 气囊小肠镜见回肠发红及溃疡

1990年美国风湿病学会提出本病诊断标准：①可触知的紫癜；②20岁之前发病；③腹部症状，弥漫性腹痛且餐后加重或伴有出血性腹泻；④活检于细小动脉或静脉有中性粒细胞浸润。上述4项中占2项即可诊断。

【检查所见】

2008年，腹部CT发现Ankara分类标准：下肢为主的紫癜或瘀点（必需条件，若非典型紫癜须有活检证实，有IgA复合物沉积）+以下4项中至少1项（腹痛、组织病理、关节炎或关节痛、累及肾）。

发现微小病变是困难的，有时只见小肠壁增厚、水肿，但对总体变化的掌握是有用的（图13A、B）。十二指肠易发现病变，上下消化道内镜掌握病变是重要的（图13C～F），可见有发红出血斑，糜烂，甚至溃疡。

至今仅在小肠发现紫癜的病例报道少见。

【治疗原则】

多自然好转，以安静休息、对症治疗为基本手段。腹部、关节症状明显时；XIII因子活性减少时，予以补充XIII因子制剂，伴有肾功能受损时给予肾上腺皮质激素。

嗜酸性粒细胞浸润性小肠炎
eosinophilic enteritis

消化道以嗜酸性粒细胞浸润为特征，发红，可发生在食管、胃及小肠，局限于小肠者称嗜酸性粒细胞浸润性小肠炎。多发生于有家族史及过敏史者，可能为一种慢性过敏状态，详细机制不明。

【诊断标准】

Talley 标准：①上、下消化道症状；②嗜酸性粒细胞浸润至小肠管壁，末梢血象嗜酸性粒细胞增多；③除外其他引起嗜酸性粒细胞增多的疾病。满足以上 3 项可诊断。

Klein 分型：分为 3 型。

1. 黏膜型（predominant mucosal layer disease）　由黏膜损伤引起的腹痛、腹泻为主。若有出血，可导致缺铁性贫血、蛋白漏出、低蛋白血症。

2. 肌层型（predominant muscle layer disease）　肌层肥厚，硬化引起腹痛，以及呕吐等消化道狭窄症状。

3. 浆膜型（predominant subserosal disease）　浆膜肥厚，嗜酸性粒细胞性腹水，表现为腹痛、腹胀。

据 Klein 研究，1 型占 1/2 以上，2 型占 20%～30%，3 型占 10%。有 30% 是重叠的，若黏膜与肌层皆有浸润，归入 2 型，若黏膜及肌层浸润伴嗜酸性粒细胞性腹水则纳入 3 型。

【内镜所见】

十二指肠，上部小肠为中心，黏膜发红、糜烂，易出血，皱襞水肿肥厚，结节状隆起以及狭窄，各种表现皆有可能出现，为了明确嗜酸性粒细胞浸润及浸润深度，必须活检（图 14、图 15）。

【鉴别诊断】

有消化道症状伴末梢嗜酸性粒细胞增多的疾病。

1. 寄生虫病　无内镜下特异表现，应注意排除。

2. 嗜酸细胞增多综合征（hypereosionophilic syndrome, HES）　消化道以外全身各脏器，有嗜酸性粒细胞浸润时，应怀疑本病。

3. 过敏性肉芽肿性血管炎（Churg-Strauss syndrome）　多发性神经炎、关节炎、心肌炎、肾炎、紫癜等血管炎症状。内镜下可见浅的小溃疡。

4. 其他　炎性肠病、胶原病等。

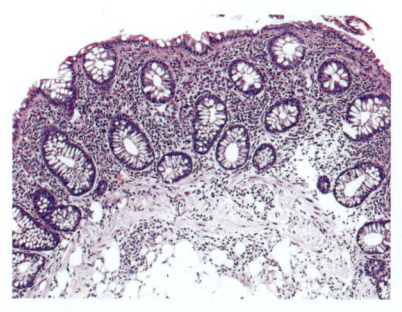

图 14　活检所见（HE 染色）

嗜酸性粒细胞侵及黏膜固有层，部分越过黏膜肌达黏膜下

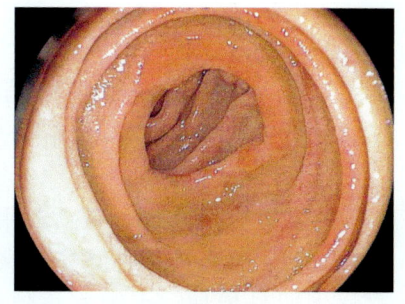

图 15　内镜所见

上消化道内镜所见：十二指肠降部形状不整，大小不等糜烂及浅溃疡残存，黏膜水肿（想到此诊断时，应向十二指肠深插观察、活检）

【治疗原则】

激素对多数病人有显著效果，故激素为首选药物。开始剂量为泼尼松 20～30mg/d，数月后递减。若治疗中恶化可予以维持量，泼尼松 5mg/d；若发生穿孔、狭窄则宜行手术治疗，一般来说预后良好。

特异性小肠炎症性疾病

组织移植后宿主病
graft-versus-host disease：GVHD

在急性白血病、血液恶性肿瘤、再生障碍性贫血等骨髓功能不全时，常行同种骨髓移植或末梢血干细胞移植，近20年治疗病例明显增加，干细胞移植后10%～40%发生急性GVHD Ⅱ～Ⅳ度，若将其控制，则很大程度影响其生存率。

定义为急性GVHD在移植后100日之内发病者。出现皮肤、肝、消化道为靶向脏器的损伤，出现恶心、呕吐、食欲缺乏、大量腹泻、黑粪等典型症状，患病部位以小肠为最多，使用上消化道内镜观察诊断是困难的，小肠气囊内镜及胶囊内镜普及后，早期诊断变为可能。

【内镜所见】

上消化道内镜检查，高度炎症时可见发红、糜烂、溃疡、出血，但多数呈正常黏膜，组织学上诊断急性GVHD时，内镜下有异常所见的不超过21%。

黏膜剥离为特征，但出现频率很少。上消化道不同部位损伤程度也不一样，食管很少有损伤，胃窦、胃体炎性反应最明显，十二指肠则较轻，小肠病变在全消化道中最易发现。胶囊内镜及气囊小肠镜的内镜分级：0度：正常；1度：血管透见消失/轻度局部发红；2度：中度水肿及发红；3度：出血伴水肿，发红，糜烂；4度：弥漫性似息肉样硬结和溃疡，渗出物，出血（图16，图17），病变分布于小肠，随着下行病变也越来越多至回肠则更加明显，大肠与病变重度无关呈龟甲状黏膜，属特征

一、小肠炎症性疾病（非肿瘤性疾病）

性变化，大肠呈网状、黏膜固有层水肿至腺管开口及无名沟明显。

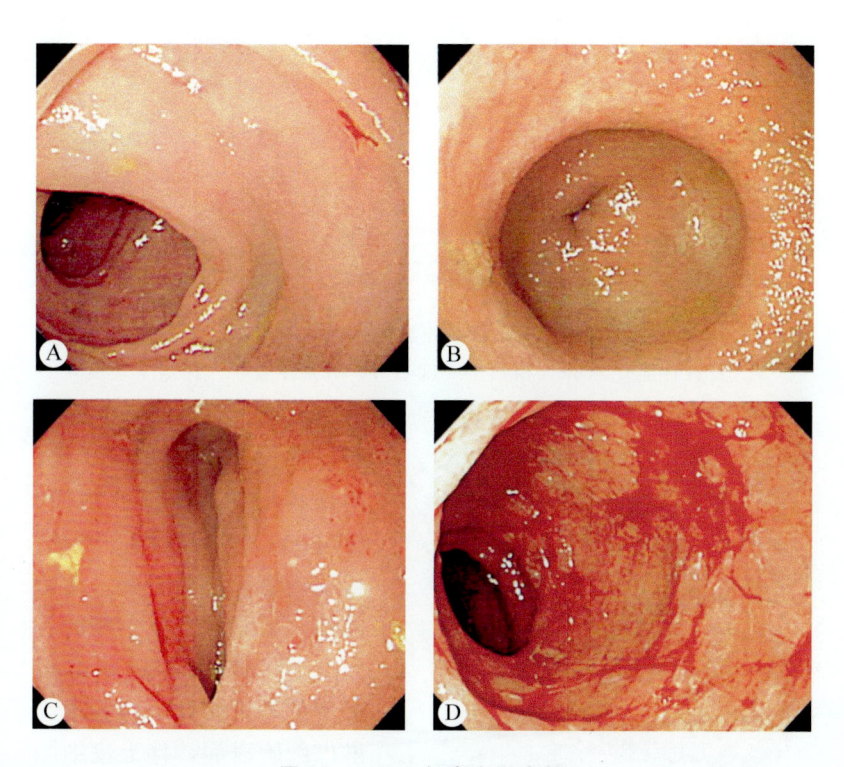

图 16　GVHD 气囊小肠内镜

A. 轻度水肿及局限性发红，1 度；B. 中度水肿及发红，黏膜粗糙，2 度；C. 散在糜烂发红，3 度；D. 广泛溃疡及出血，4 度

【疾病鉴别及内镜鉴别】

据症状对 GVHD 诊断特异性在 50％以下，与以巨细胞病毒为代表的病毒性肠炎，缺血性肠炎，肠管微血管栓塞，药物性、

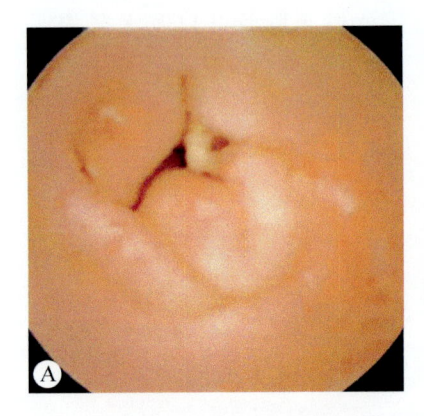

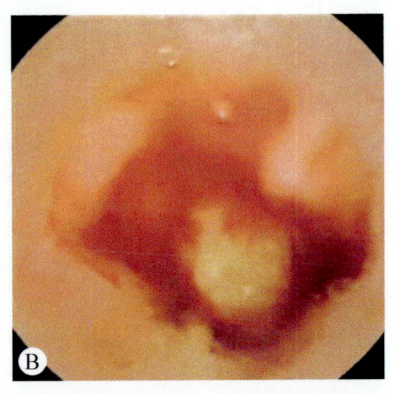

图 17　胶囊内镜像

A. 发红伴糜烂水肿（相当于 3 度）；B. 出血伴糜烂（相当于 4 度）

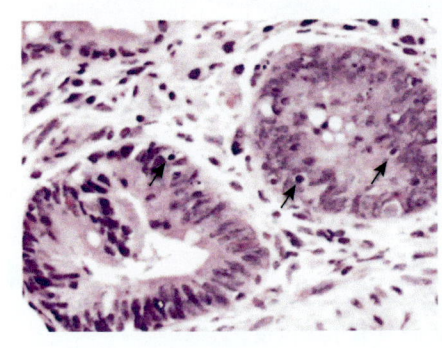

图 18　回肠黏膜活检（200 倍）

上皮内淋巴细胞浸润，腺管内多数凋亡细胞（↑）

放射损伤相鉴别是重要的，但这些都没有典型的图像，GVHD 也表现多样，因此，依据病史、内镜所见、活检等综合诊断是十分重要的。

消化道 GVHD 基本病理所见不论何处，均表现为淋巴细胞浸润，伴上皮细胞凋亡（图 18）。在全身状态不良时行气囊小肠镜检查较为困难。

胶囊内镜虽无创，但不能活检，即使正常也不能排除诊断，将来随检查例数增多会有新的认识标准。

【治疗原则】

移植后标准预防治疗：环孢素/他克莫司＋短期甲氨蝶呤，确诊后可加用激素，甲泼尼龙 1～2mg/kg 或常规激素治疗。

对激素有耐药性的重症消化道 GVHD 治疗可应用英夫利昔单抗（inflixmap，IFX）以治疗克罗恩病为标准，5mg/kg，有效率可达 60%～80%。

胶原病性小肠病变
collagen diseases of the intestine

胶原病常合并多种多样的消化道病变。基本上属免疫异常导致血管炎性改变，也可能是产生溃疡的主要原因，总之，病因尚不明确。

【内镜所见】

胶原病合并小肠病变多种多样，且要除外药源性或合并感染，特别在免疫抑制状态下更要除外巨细胞病毒（CMV）感染。

系统性红斑狼疮（systemic lupus erythematosus，SLE）的消化道病变：SLE 在病程中 25%～40% 会出现消化道病变。

（1）合并缺血性肠炎型：腹痛、呕吐、腹泻等急性腹部症状，全小肠黏膜水肿，有时有腹水。内镜像呈现消化道黏膜糜烂，无溃疡，以黏膜下水肿为主。

（2）类风湿关节炎并消化道病变：小肠好发，大肠则以盲肠、乙状结肠多见，此外类淀粉样变也常并发。尸检类风湿关节炎者有 30% 具有淀粉样物沉着，临床上可见蛋白尿，内镜下除见有溃疡性病变外，合并类淀粉样变者以黏膜粗糙为特征。

（3）硬皮病的消化道病变：食管最多，其次为胃、小肠、大肠。因固有肌层萎缩和胶原纤维组织增生，导致消化道扩张，蠕动功能低下，加上神经系统障碍使消化道运动及协调运动障碍，17%～57%出现区域小肠绒毛萎缩，其他部位尚正常。

（4）结节性多发性动脉炎（图19）：中小动脉肌层坏死性血管炎为特征，有报道30%～60%呈现某些腹部症状，消化道多在小肠出现多发性溃疡，以致发生穿孔。

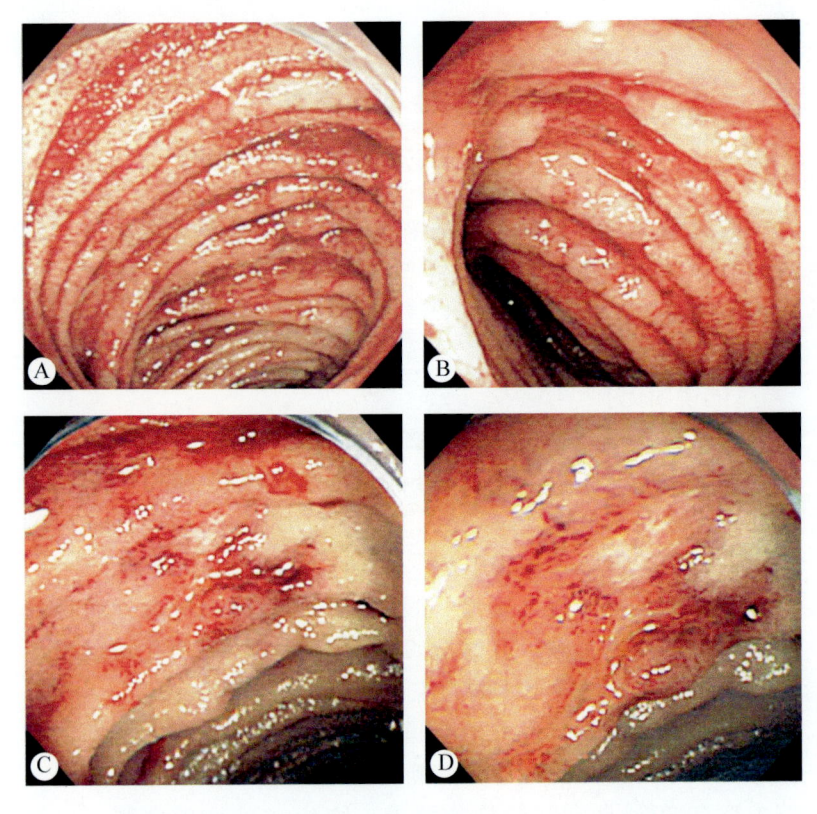

图19 病理诊断结节性多发性动脉炎，便血行急诊内镜
A. 自空肠起弥漫性出血，小凹陷样糜烂；B、C、D. 近观呈小溃疡、浅，周边发红

一、小肠炎症性疾病（非肿瘤性疾病）

（5）白塞病的消化道病变：多为不全型白塞病，几乎皆发生在回盲部，内镜下呈界线清楚的类圆形溃疡（拔钉孔形），组织学见结缔组织反应弱，易穿孔。小肠也可发生溃疡性病变，呈多发，阿弗他溃疡，圆形或类圆形小溃疡，或挖坑样溃疡（图20）。

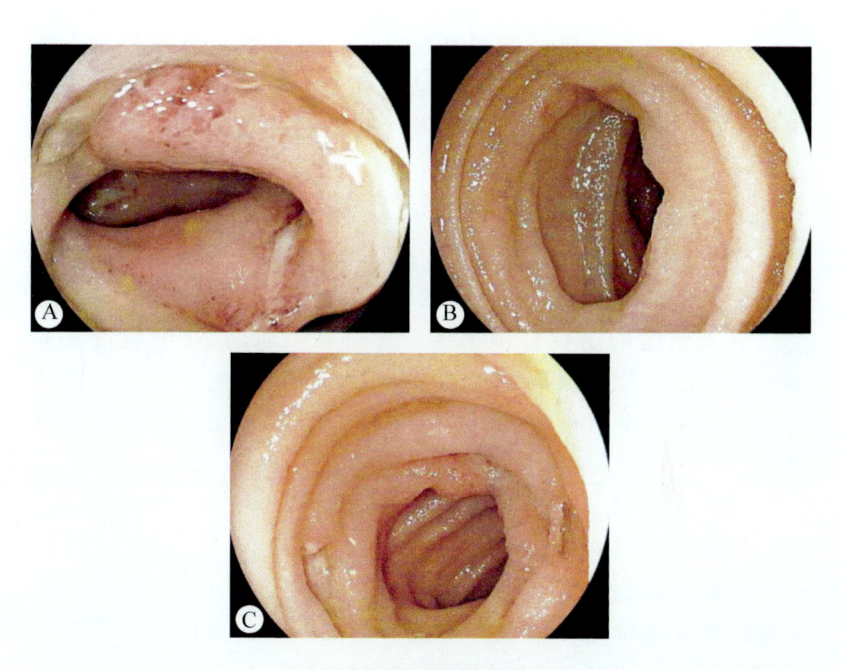

图20 肠白塞病肠切除术后

A. 吻合口周围发红，伴溃疡；B. 距吻合口侧10cm，回肠见浅的多发溃疡，活动性不明显；C. 距B再向口侧见挖坑样溃疡

【治疗原则】
（1）治疗原发病。
（2）多数对激素治疗反应较好，同炎性肠病治疗。

(3) 难治病例可用免疫抑制药、生物制剂。

(4) 合并巨细胞病毒感染者采用抗病毒治疗。

小肠结核

intestinal tuberculosis

小肠结核系结核杆菌感染肠道的一种炎症，大部分发生在回盲部，包括小肠的病变。肠结核杆菌来自肺结核病灶，因此将结核菌咽下而引起的称为继发性肠结核，无肺结核发病者称原发性肠结核，原发性占多数。

感染途径有肠管内性、血行性、淋巴行性、邻近器官直接感染。其中大部分为肠管内性，经由空气中的结核杆菌或咽下含有结核杆菌的痰飞沫而抵达肠管。

进入肠道的结核杆菌菌体，穿过黏膜肌的 M 细胞侵入黏膜内的淋巴组织，形成结核结节，中心陷入坏死，成为干酪样坏死，沿淋巴走行形成特征性肠管横轴向的溃疡，带状或环状溃疡。

【临床症状】

发热、腹泻、腹痛、食欲缺乏、体重下降、全身乏力等，小肠结核并无特异性症状，多数为腹部不适或无症状，只有当出现狭窄后，才出现不同程度肠梗阻症状。

【内镜所见】

1. 活动期　最具特征性的是环行或带状横行溃疡，圆形、不整形溃疡多带有环行倾向，溃疡周围萎缩瘢痕带对诊断有意义，溃疡白苔渗出，边缘明显发红则具有特征性，且多伴有周边息肉样改变（图21）。

一、小肠炎症性疾病（非肿瘤性疾病）

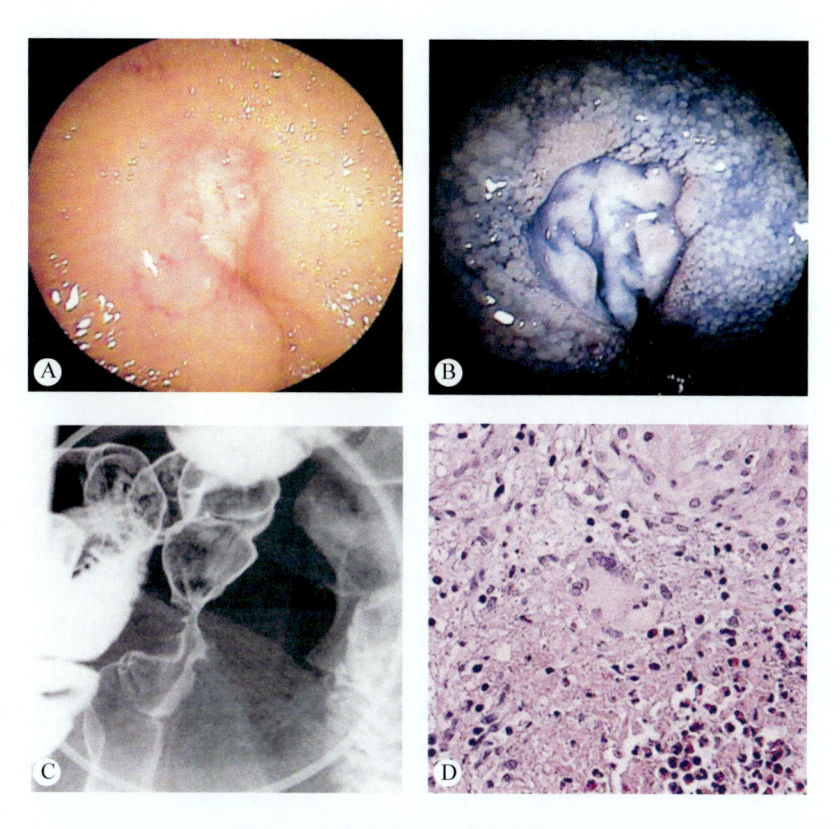

图 21 出现狭窄的活动性小肠结核

A. 气囊小肠镜：回肠不整形溃疡及狭窄；B. 喷洒靛胭脂后；C. 小肠 X 线造影见 18mm 长的全周性狭窄；D. 溃疡底部活检，见干酪样坏死肉芽肿及多核巨细胞

2. 非活动期　多发溃疡瘢痕、回盲瓣开口扩大、假性憩室、瘢痕带等。由于治愈倾向很强，故活动期与非活动期常混淆。

【诊断标准】

Paustian 等制定了肠结核的诊断标准。

（1）证明病变部组织动物接种，培养结核杆菌（＋）。

(2) 组织标本中证明结核杆菌（＋）。
(3) 病变组织中见干酪样坏死性肉芽肿。
(4) 肠系膜淋巴结中结核病理所见。

满足 4 项中任何一项即可确诊，但这一诊断标准仅适用于外科手术（切除标本）。

实际上，结核杆菌及结核性病理改变被病理证实者很少，而小肠结核诊断中主要以内镜及 X 线造影为主，当明显怀疑结核时多采用诊断性治疗。虽然结核典型所见为干酪样肉芽肿，但见到比较多的是愈合性病变，即便无干酪样改变，肠结核的诊断仍有很大的可能。

【鉴别诊断】

鉴别疾病为克罗恩病及慢性非特异性多发性小肠溃疡。肠结核与克罗恩病同样具有阶段区域性非连续性改变，好发于回肠、回盲部、右半结肠，但小肠结核少有克罗恩病的纵行溃疡，炎性息肉也小，多在 2～3mm 及以下，克罗恩病的炎性息肉一般分布较密，且较大。非特异性溃疡性小肠溃疡呈双侧性变形，程度轻于肠结核，结合 X 线造影像综合诊断其意义更大。

【治疗原则】

与活动性肺结核治疗标准一致。三联、四联，然后两联，一般 3 个月后复查。

自愈倾向较强，预后较好。

若出现狭窄、出血则考虑外科切除。

甲氧西林耐药性葡萄球菌性肠炎（MRSA 肠炎）

methicillin-resistant staphylococcus aureus

使用对革兰阴性杆菌有效的抗生素治疗时引起菌群失调，

一、小肠炎症性疾病（非肿瘤性疾病）

使耐甲氧西林葡萄球菌大量繁殖而发病的称 MRSA 肠炎，临床上会引起大量水样泻导致脱水，甚至造成急性循环衰竭、内毒素性休克以至败血症或多脏器衰竭，常见于消化道手术后 3～7 天，内科药物治疗疾病时也可发生。

引起发病的危险因素有：使用抗生素、胃切除术后、酸分泌抑制剂（PPI）、肠麻痹、术前给予抗生素。

临床上表现为突然高热、恶寒，伴严重水样泻的典型症状，腹胀、腹痛、恶心呕吐、排便性状如洗米水或淡绿色，这些表现是由于急性黏膜剥脱所致。粪培养可分离出细菌即可确诊，若粪便涂片革兰染色存在多量革兰阳性球菌，本病可能性很大。

【内镜所见】

本病虽以小肠病变为主，但大肠也可发生病变。临床很少采用内镜作为诊断目的，多为其他原因而行肠镜检查才获得肉眼所见，因此报道的也极少。内镜也不是确诊条件，且小肠镜所见尚不及大肠镜所见。尸检及内镜报告小肠出现假膜者可能具有特征性改变，但病理学尚不确定。在终末回肠可见，可能是假膜的早期变化（图 22），在右侧结肠曾有报道出现溃疡、糜烂、假膜者，但是否为 MRSA 所致尚不确定，大川清报道大肠病变出现假膜（图 23）及散在红斑，附着白色渗出物。

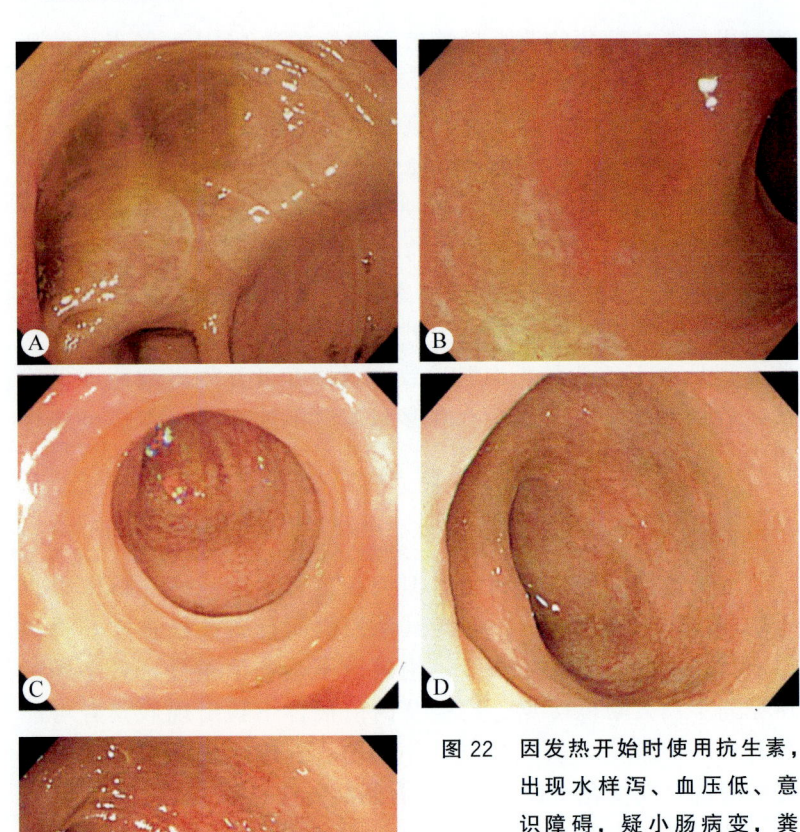

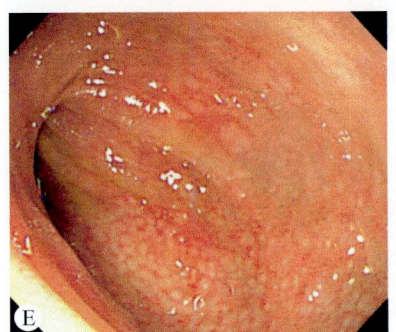

小肠疾病内镜诊断

图22 因发热开始时使用抗生素，出现水样泻、血压低、意识障碍，疑小肠病变，粪培养符合 MRSA，服万古霉素好转

A. 肠内存有绿色稀水便；B、C、D、E. 终末回肠散在糜烂周边发红，小隆起状，活检未证明有假膜，可能是早期

一、小肠炎症性疾病（非肿瘤性疾病）

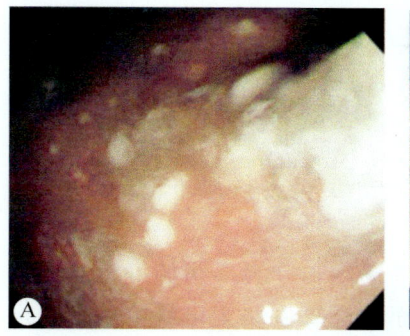

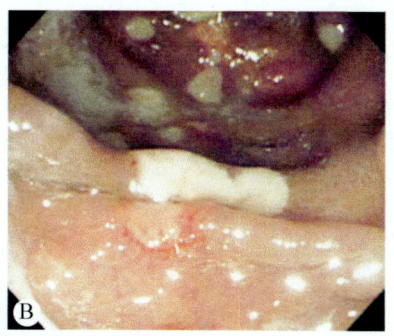

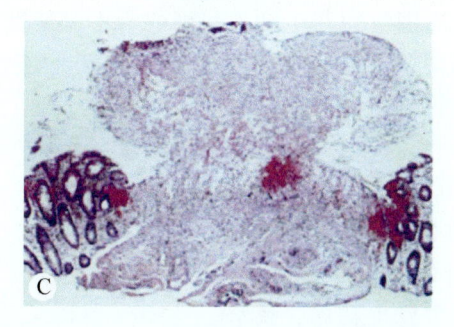

图 23　因黄疸黑粪、水样泻多次伴发热，粪培养符合 MRSA 所见
A，B. 横结肠散在假膜形成，水冲不掉，擦拭后见假膜下糜烂；C. 假膜活检：从隐窝间黏膜表面炎性渗出物如喷射状，为典型假膜所见

【鉴别诊断及内镜鉴别】
　　以应用抗生素为契机而发病需与假膜性肠炎、梭状芽孢杆菌性肠炎、出血性肠炎相鉴别，粪培养可做出 MRSA 的诊断，假膜性肠炎一般在直肠至乙状结肠为好发部位，与 MRSA 发病部位有所不同。

【治疗原则】
　　口服万古霉素，防止脱水，充分补液。
　　当有麻痹性肠梗阻、败血症时应予以静脉输注万古霉素。

放射性小肠炎
radiation enteritis

本病系小肠受到放射线照射后引起的小肠炎症性疾病。

一般小肠遭受放射线照射后 6 周内发病，此为早期损伤，6 周后发病为晚期损伤。

早期病变多止于黏膜层，非手术治疗大部病例可改善。但晚期损伤由于血管内皮受损，而导致缺血性变化及黏膜下纤维化和溃疡，与周围组织产生粘连，则成为不可逆性改变。

症状为腹泻、黑粪，高度肠管狭窄及肠粘连性肠梗阻，有时还会形成瘘管、脓肿、穿孔等。

【内镜所见】

1. 小肠内镜　报道的病例极少。

2. 胶囊内镜　有报道可见出血、糜烂、发红、绒毛平坦化。晚期病例所见多发生粘连、狭窄。

3. 气囊小肠镜　有狭窄者通过困难，且组织脆易发生穿孔。早期 3 周内易出血，界线清楚浅溃疡，沿皱襞多发。晚期则见高度粘连，引起壁外压迫征象，绒毛萎缩平坦（图 24、图 25）。

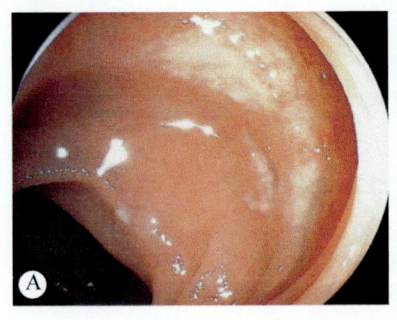

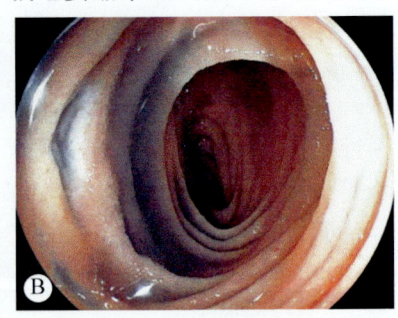

图 24　气囊小肠镜

早期见浅溃疡，易出血，沿皱襞多发，周围黏膜发红，水肿

一、小肠炎症性疾病（非肿瘤性疾病）

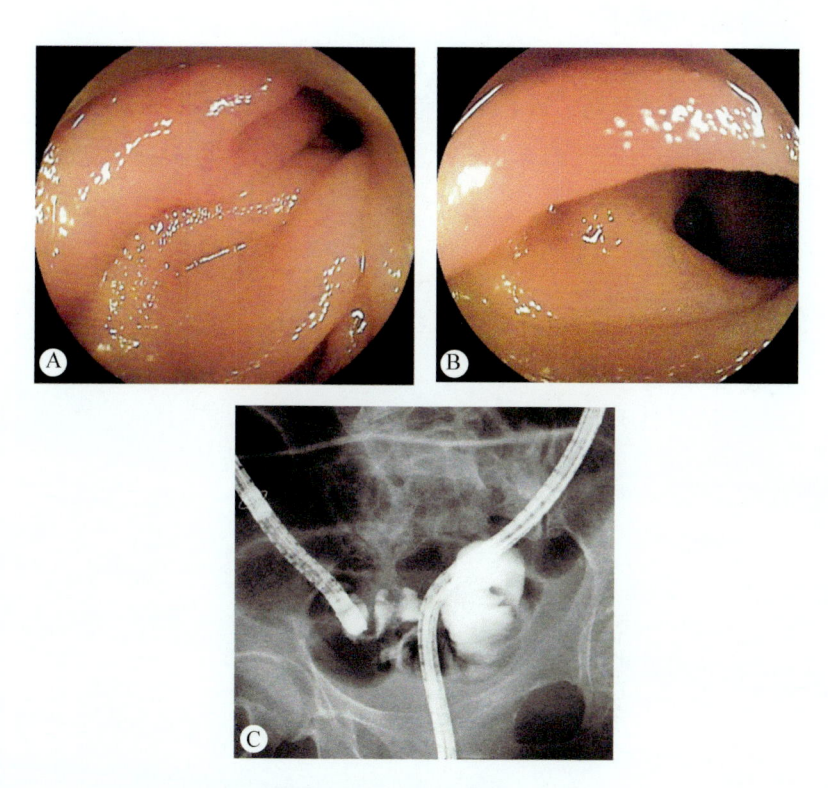

图 25　气囊小肠镜

A、B. 晚期，高度粘连致肠管呈外压性变化，绒毛平坦；C. 镜下造影见肠管高度狭窄

【鉴别诊断】

病史极为重要。

【治疗原则】

无有效药物。内镜扩张术亦应慎重，由于常是多发狭窄，支架也难解决问题。外科也难处理。关键在于放射照射野要避开小肠部位。

二、小肠肿瘤性疾病

恶性小肠肿瘤性疾病

原发性小肠癌
small bowel carcinoma

原发性小肠癌是比较少见的疾病。除十二指肠以外,小肠癌占消化道癌的 0.1%~0.3%,占全部小肠恶性肿瘤的 1/3。美国统计资料显示小肠癌年发生率 3.7 人/100 万人,占小肠胶囊内镜检查中 2.5%。近年来由于胶囊内镜及气囊小肠镜的普及,诊断病例会增加,男性稍多,好发年龄 50~60 岁。

小肠癌部位分布,十二指肠最多占 55%,其次为空肠 18%,回肠 13%。早期多无症状,故发现机会较少。随着肿瘤的增大,导致管腔狭窄产生梗阻症状、消化道出血,从而引起注意。病理学多为高分化与中分化腺癌,也可有低分化成分混淆者。

【内镜所见】

肿瘤易出血,形状不整的肿块或溃疡致肠管管腔变细,一般分为隆起型及溃疡型(图 26、图 27)。

胶囊内镜多只能获取肿瘤的一部分和接近观察像,因此,读片时要注意这一特点。若不能见到前述特征,则定性诊断困难。而气囊小肠镜可调整距离及整体形状,详细观察,加上活检组织学诊断则很准确,有人尚需做腹部 CT 协助诊断。

【鉴别诊断】

恶性淋巴瘤、间质瘤，依形态及活检鉴别并不困难。

【治疗原则】

依 TNM 分期选择，基本上以外科治疗为主，化疗尚无确定的方案，基本参照大肠癌治疗方法。大肠癌 5 年生存率为 17.5%～23%，预后不良。随着内镜诊断技术的进步，有可能发现早期病变，其预后亦将会改善。

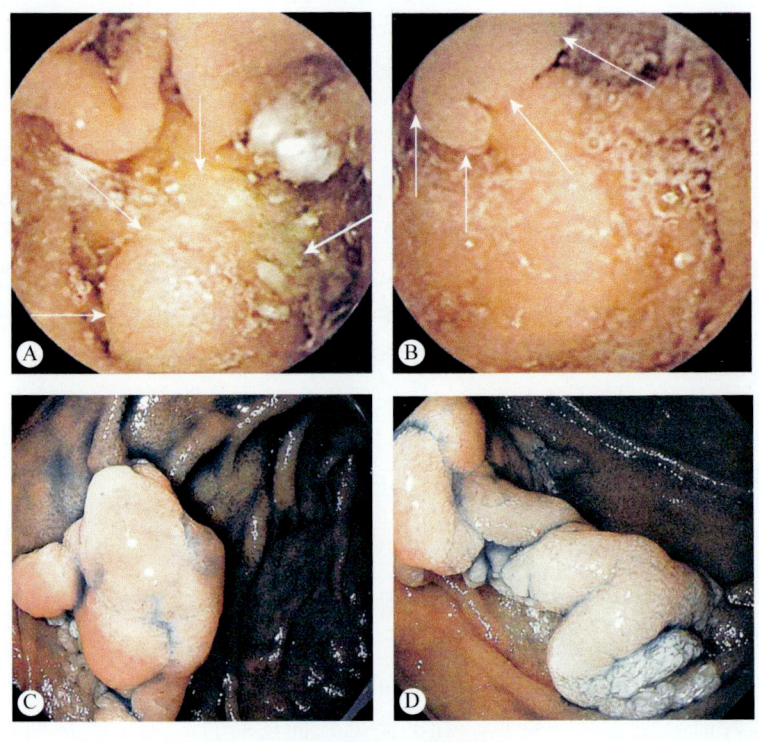

图 26　原发性小肠癌 1

A、B. 胶囊内镜：十二指肠降部扁平隆起；C、D. 上消化道内镜：同部位有高低不等隆起，高者达 30mm Ⅰs+Ⅱa

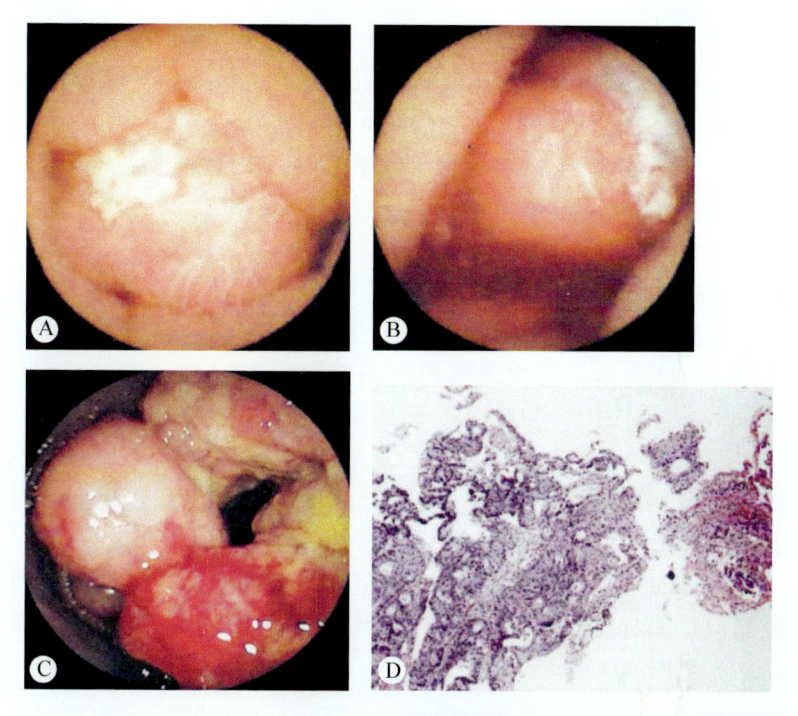

图 27　原发性小肠癌 2

A、B. 胶囊内镜所见：充填整个管腔，隆起伴溃疡，接触出血(B)；C. 气囊小肠镜所见；D. 活检切片确诊为原发性小肠癌。手术标本证实为 TNM Ⅳ期，术后化疗

恶性淋巴瘤

malignant lymphoma

小肠恶性淋巴瘤占小肠原发性恶性肿瘤的 30%～40%，与癌、GIST 并列高发，发生率仅次于胃的 20%～30%，50 岁以后的男性发病率高。

【病理组织学】

弥漫性大细胞型 B 细胞淋巴瘤（DLBCL）最多，其次为

MALT 淋巴瘤、滤胞性淋巴瘤及 T 细胞性淋巴瘤，少见的尚有套细胞淋巴瘤、伯基特淋巴瘤（Burkitt lymphoma）和淋巴母细胞性淋巴瘤等。

本文仅就常见的弥漫性大细胞型 B 细胞淋巴瘤（diffuse large B-cell lymphoma：DLBCL）为主加以介绍。

【内镜所见】

小肠淋巴瘤形态变化很大，且形态不一，八尾分类为：①隆起；②溃疡；③多发淋巴息肉型（multiple lymphomatous polyposis：MLP）；④弥漫；⑤混合/其他。共 5 型。

隆起型 MALT 与 DLBCL 发生率最多，溃疡型多为 DLBCL，而 MLP 多为滤泡型淋巴瘤、套细胞淋巴瘤。弥漫型多为 T 细胞淋巴瘤。

DLBCL 最多为溃疡型，似典型的 2 型进展癌，溃疡周边的隆起似耳郭样、柔软，但有时为周边隆起不明显的小糜烂样（图 28 至图 30）。

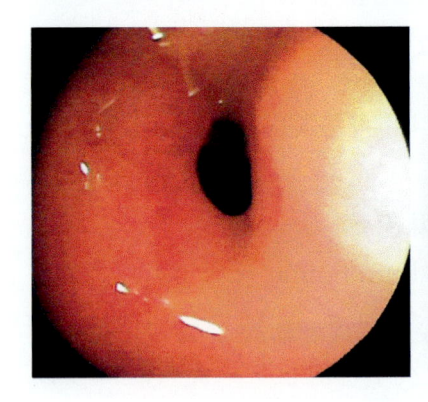

图 28　气囊小肠镜
回肠末端全周不整性溃疡，周边未见隆起，内镜不能通过

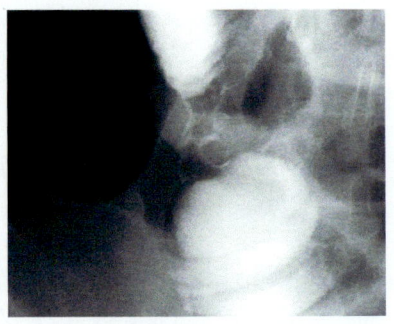

图 29　小肠造影
全周性狭窄，呈苹果把样（apple core）周围无堤坝样隆起

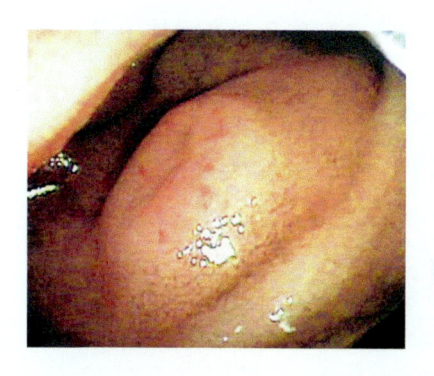

图 30　气囊小肠镜

中央凹陷之糜烂，周边稍隆起，隆起部绒毛消失，伴微血管扩张

【鉴别诊断】

溃疡型小肠恶性淋巴瘤需与 2 型进展癌及转移癌相鉴别，隆起型需与 GIST、类癌相鉴别。淋巴瘤很少有易出血性，活检钳触压较癌软，无脆性，肿瘤增大也很少形成局部狭窄和梗阻，为其特征之一（图 31A，B）。

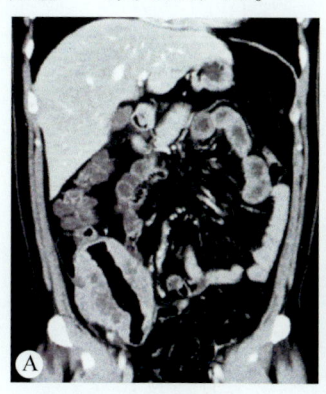

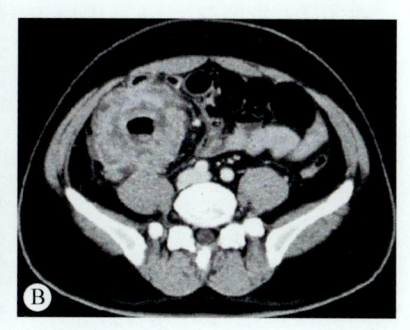

图 31　CT

回肠远端小肠壁明显肥厚，但仍保留小肠肠腔

隆起型：表面多有糜烂及小溃疡，较 GIST、类癌更软。仅凭肉眼确诊是不可能的，小肠镜下活检，取材较大才更

易确诊（图32），血液化验，可溶性白细胞介素2受体上升，可为淋巴瘤的辅助诊断方法。

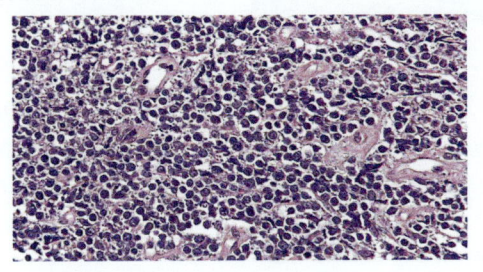

图 32　病理组织学
弥漫类圆形和形状不整的大核型淋巴细胞增生

【治疗原则】

取决于病变范围、组织型、临床病期、分期分类，多采用Lugano国际会议分类。

DLBCL若局限，可采用以下方案。

R-CHOP，利妥昔单抗（rituximab）＋环磷酰胺

羟基杜那霉素（hydroxydaunomycin）

长春新碱

泼尼松

3～4个疗程后行放疗。

若进展期，上述化疗6个疗程，化疗前应充分估计到有穿孔的危险性，也有的先行外科手术切除，术后再行化疗。

消化道原发滤泡性淋巴瘤
gastrointestinal follicular lymphoma

消化道原发的恶性淋巴瘤中最多的是弥漫性大型B细胞淋巴瘤（diffuse large B-cell lymphoma；DLBCL）和黏膜相关性

(mucosa-associated lymphoid tissue；MALT）淋巴瘤。消化道原发滤泡性淋巴瘤发病率占消化道恶性淋巴瘤的 $1\%\sim3.6\%$，病变部位以十二指肠、小肠较多。

内镜下多见于十二指肠乳头周围有聚集的白色颗粒，或散在白色颗粒，上消化道内镜检查时发现的病例有所增加，多无临床症状，属 Lugano 国际分类的I期，可逐渐发展转化为 DLBCL，也有因腹痛，肠梗阻而被发现，诊断及治疗尚无统一意见。

【内镜所见】

十二指肠乳头周围聚集或散在白色颗粒（图 33A～C），在

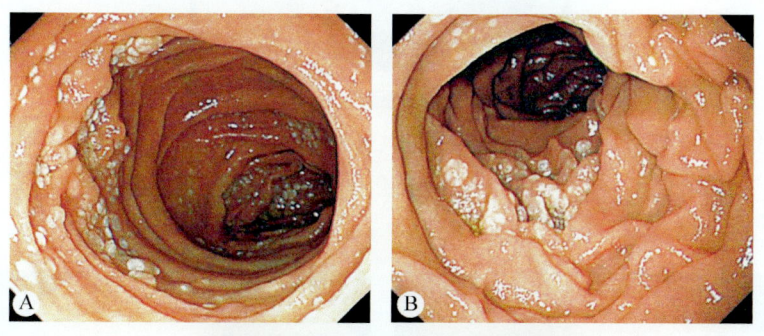

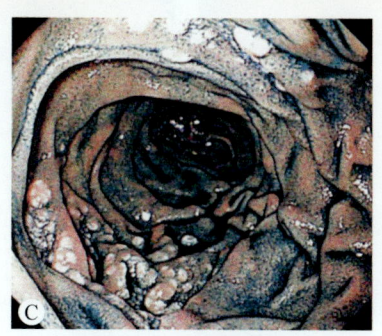

图 33 上消内镜所见

A. 十二指肠降部乳头附近散在白色颗粒；B. 十二指肠水平部散在白色颗粒；C. 靛胭脂喷洒：水平部白色颗粒

小肠也多见，经胶囊或气囊小肠镜发现小肠内有集聚或散在白色颗粒（图34、图35A，B），下消化道内镜在终末回肠虽可见正常淋巴滤泡，但活检却可为原发滤泡性淋巴瘤（图36），多为白色颗粒，非典型者可见溃疡或粗大隆起。

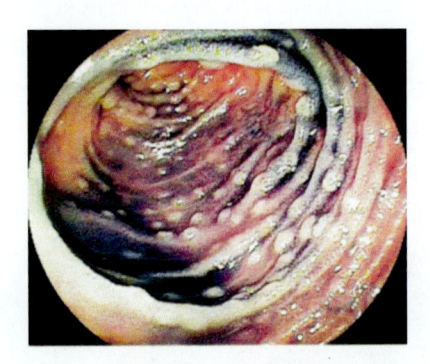

图34　气囊小肠镜
小肠内散在白色颗粒

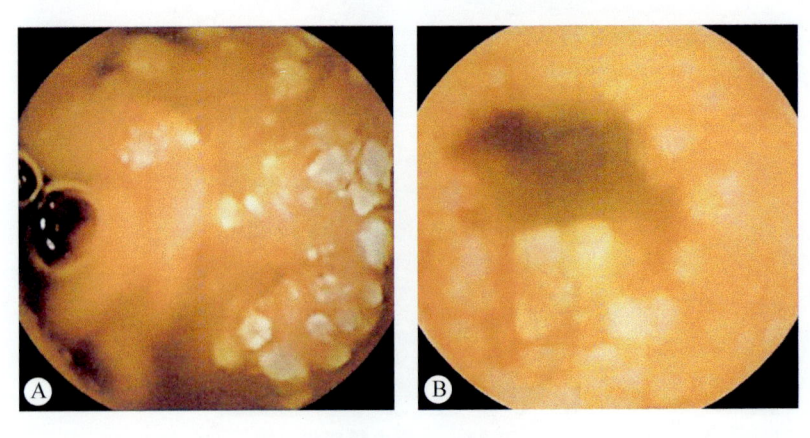

图35　胶囊内镜示
A. 空肠散在白色颗粒；B. 回肠散在白色颗粒

图 36 下消化道内镜

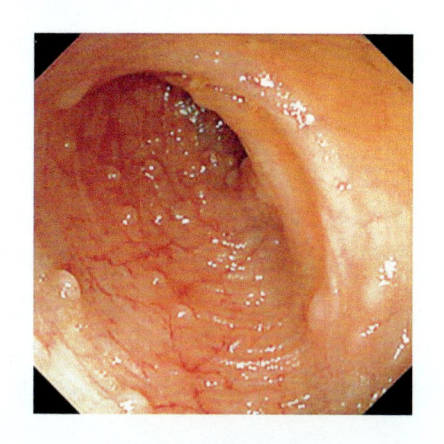

乍看似正常淋巴滤泡,活检为滤泡性淋巴瘤,位于终末回肠散在淋巴滤泡样改变

【鉴别诊断】

1. 淋巴管扩张征　十二指肠或小肠可见白色绒毛或散在白点,与滤泡性淋巴瘤相比,相对较小,且均匀弥漫。

2. 恶性淋巴瘤　呈颗粒状,MALT 淋巴瘤及滤泡性淋巴瘤内镜下鉴别是困难的。形成溃疡或粗大隆起滤泡性淋巴瘤与 DLBCL 内镜下鉴别亦困难,主要取决于活检诊断。

3. 上皮性肿瘤　非典型病例形成溃疡者或粗大隆起,须与小肠癌相鉴别。

【治疗原则】

消化道原发滤泡性淋巴瘤尚无确定的治疗标准。多由于病情发展缓慢,无症状,临床分期Ⅰ期多采取观察,或采取与结节滤泡性淋巴瘤治疗标准利妥昔单抗与 CHOP 疗法合并应用,或利妥昔单抗单独应用，病灶限局亦可采用手术或放疗。关于治疗方法尚有争议，有学者认为至临床病期Ⅱ-1仍可观察。

【预后】

一般认为预后较结节性滤泡性淋巴瘤要好一些，日本研究提示有3项独立的转好因子：①男性；②有腹部症状；③十二指肠降部远端不存在病变。最终尚需今后更多病例的积累。

肠道T细胞淋巴瘤
enteropathic T-cell lymphoma：ETL

肠道原发性淋巴瘤多来自B细胞系，来自T细胞者少见。T细胞型肠道原发性淋巴瘤中伴有消化道症状者，在新的WHO分类中已列为独立项目。

ETL在消化道恶性淋巴瘤中占5%，比较少见，日本仅报道40例。发病年龄多在60岁，男女比例相似，以腹痛、腹泻、体重减轻和蛋白漏出性胃肠病症而发病，也常以肠穿孔急腹症为首发。近年由于气囊小肠镜的普及，术前诊断的病例可能会增多。

ETL有两个亚型：以麦胶过敏性肠病为基础的麦胶性肠病，为Ⅰ型，欧美多见。非麦胶病为基础者，为Ⅱ型，日本人多为Ⅱ型，可能因麦胶病发病极低有关。

病理组织学可见均匀中等大小和大的异型淋巴细胞呈弥漫性增殖，核类圆形，核小体显著，胞质丰富透明。

免疫组化：CD3（＋）（表面及胞质）
CD4（－），CD5（－），CD8（＋）/（－）
CD103（＋），CD56（＋）/（－）
TIA·granzyme B（＋）

【内镜所见】

ETL 内镜像报道极少，恶性淋巴瘤表现多种多样。过去报道 ETL 有以下共同点：①好发于小肠、十二指肠溃疡；②多呈地图状、糜烂时呈穿砾样；③非肿瘤性小肠黏膜萎缩；④形成肿瘤者很少，具以上特征者有可能诊断 ETL（图 37～图 40）。

气囊小肠镜下将了解病变部位、范围及有无狭窄等。

本病常发生在 50 岁以上男性，有蛋白漏出症者应考虑本病。

【鉴别诊断】

肠道恶性淋巴瘤内镜下形态多样，难以肉眼诊断，需依靠活检及手术材料，甚至免疫组化。初期活检常难确诊，故易漏诊，有时因肠穿孔手术时才得以诊断。

当内镜下见多发糜烂、溃疡，常要与良性克罗恩病、缺血性小肠炎、肠结核、NSAID 性肠炎相鉴别，恶性疾病中要与小肠癌及其他性质恶性淋巴瘤相鉴别。

当血液化验白细胞介素 II 受体增高时应考虑恶性淋巴瘤。

【治疗原则】

ETL 治疗较 B 细胞性淋巴瘤预后差，1 年生存率仅 3%～20%，肠管穿孔起病而手术者预后更差。病变局限时手术切除＋化疗，病变广泛则以化疗为主。首次治疗主要选用 CHOP 疗法，目前尚无标准方案，近年大剂量化疗与末梢血造血干细胞移植有获长期存活的报道。

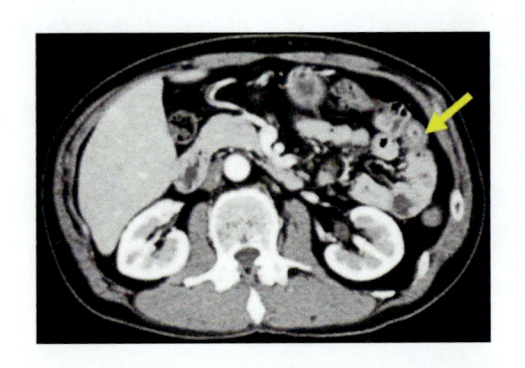

图 37　腹部 CT
加强 CT 见左侧小肠壁一处水肿肥厚

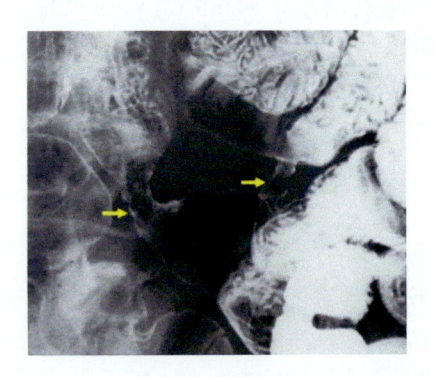

图 38　小肠造影
十二指肠悬韧带的远侧空肠有 2 处狭窄

二、小肠肿瘤性疾病

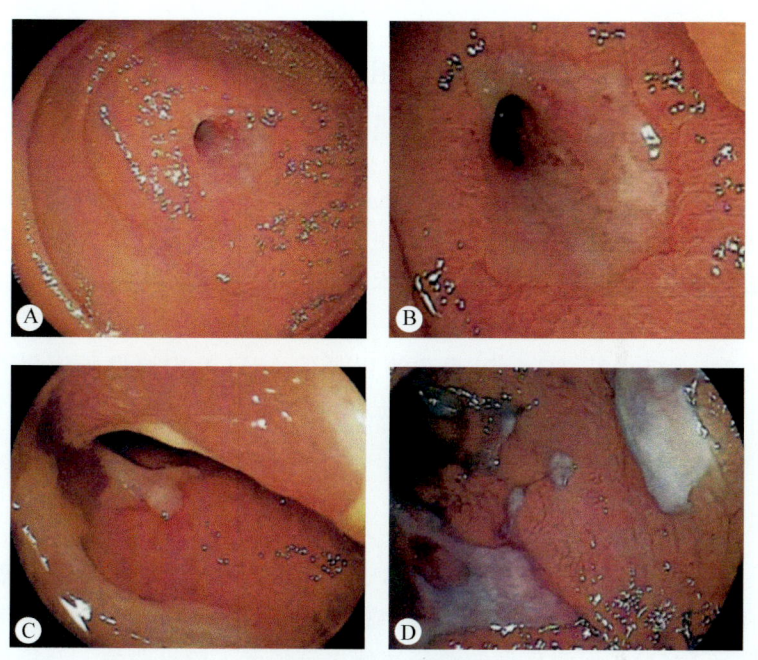

图39 气囊小肠镜

A、B. 经口检查,见狭窄与X线造影一致,全周性溃疡、狭窄;
C、D. 经肛小肠镜,回肠有地图状白苔多发溃疡,周边黏膜萎缩

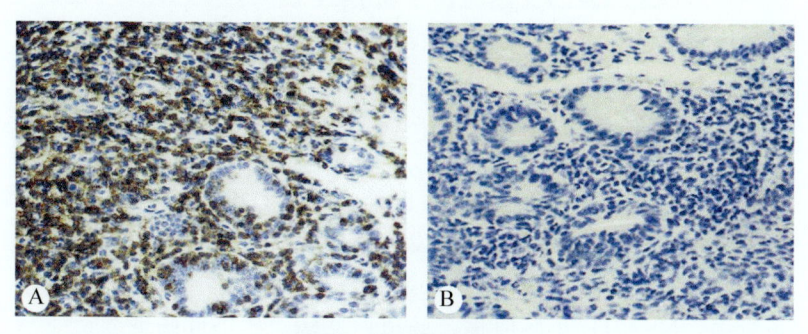

图40 免疫病理染色

A. CD3(+)T细胞弥漫增生;B. CD20(+)少数B细胞

小肠黏膜相关淋巴组织（MALT）淋巴瘤
MALT lymphoma of small intestine

MALT 淋巴瘤是 1983 年 Isaacson 等提出的疾病概念，是由黏膜相关淋巴组织发展而来的低度恶性的 B 细胞性淋巴瘤，多数报道以胃为中心的病例。日本报道整体恶性淋巴瘤中 MALT 占 8%，小肠原发性 MALT 占全消化道恶性肿瘤的 0.06%～0.3%，极少见。Cavalli 报道胃以外的 MALT 中原发肠道仅有 8%，Nakamura 报道 80 例小肠原发性淋巴瘤，其中 42.5% 为 MALT 淋巴瘤。

【内镜所见】

淋巴瘤肉眼所见多种多样，以溃疡及隆起两型占多数。偶有多发者，一般呈似黏膜下肿瘤。与癌相比，其肠壁尚有伸展性（图 41），而溃疡型的溃疡底部比较平滑，境界清楚，与癌的堤坝状不规则隆起不同（图 42），但也有狭窄型者（图 43）。隆起型多无蒂，表面光滑，小肠 MALT 与胃的表层扩展型不同，一般多为隆起且多为单发（图 44、图 45）。

内镜下肉眼诊断恶性淋巴瘤未必容易，疑似时应多取活检，溃疡性改变应从底部取活检。

【鉴别诊断】

小肠原发性恶性肿瘤中淋巴瘤与癌、GIST（gastrointestinal stromal tumor）并列。当发现小肠异常时，首先与淋巴瘤相鉴别的疾病有小肠癌、克罗恩病、肠结核、非特异性多发性小肠溃疡、NSAIDs 小肠溃疡、肠道白塞病、感染性肠炎。

小肠癌好发于十二指肠悬韧带附近上部空肠及回盲瓣附近，肉眼分型为隆起型及溃疡型，伴狭窄者多为溃疡型。

二、小肠肿瘤性疾病

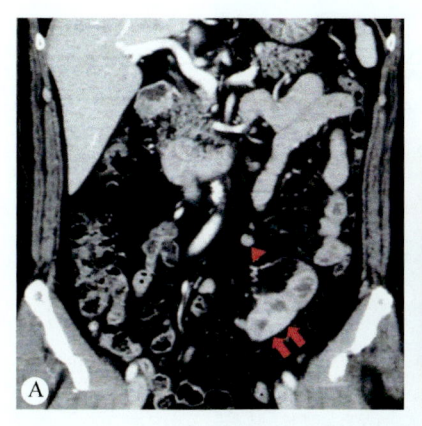

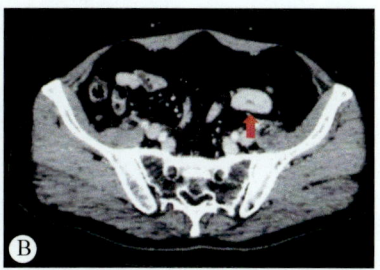

图 41 腹部增强 CT

A. 回肠全周性肥厚，口侧肠管轻度扩张；B. 附近肠系膜有 1cm 淋巴结肿大

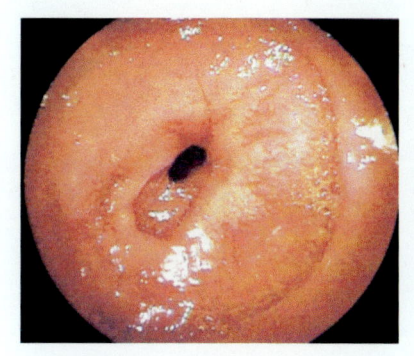

图 42 经口气囊小肠镜

上部回肠全周性狭窄，未见溃疡，肠镜无法通过，无有意义所见

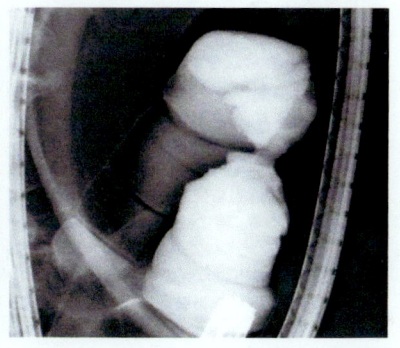

图 43 小肠镜下注入碘造影剂

见 1cm 长的明显狭窄

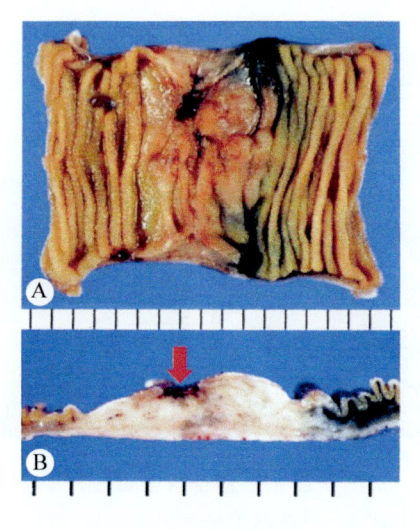

图 44　手术切除标本

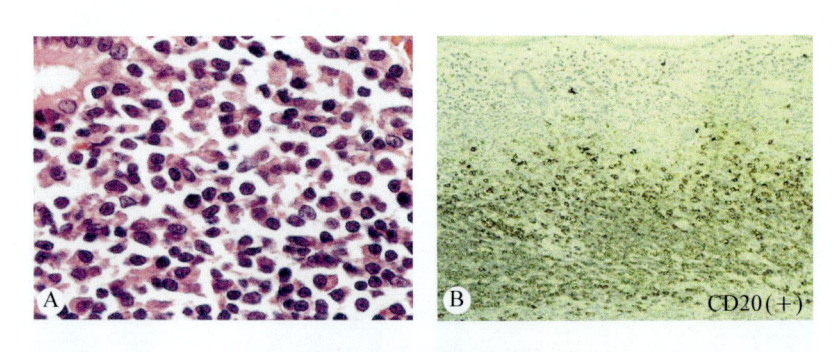

图 45　病理及免疫组化：MALT Ⅱ-1 期

A. HE 染色：小的淋巴样，淋巴浆细胞浸润小肠全层，切除淋巴结见转移；B. 免疫组化：CD20（＋）

克罗恩病：在回肠较多，呈纵行溃疡铺路石样改变，特别是当有狭窄时常伴有瘘管形成。

肠结核：环行溃疡，病变间黏膜呈萎缩瘢痕带，常可见治愈后黏膜萎缩性黏膜变化。

非特异性多发小肠溃疡：除在回肠末端外，中下部回肠好发，呈类圆形、线状、地图形，多发倾向。

NSAIDs 小肠溃疡：小肠下部好发，环行溃疡与膜样狭窄为特征。

肠道白塞病：好发于回肠末端-盲肠，拔钉孔样溃疡为特征，多发。

感染性肠炎：耶尔森（Yersinia）菌性肠炎，好发于末端回肠，呈圆形溃疡、糜烂、阿弗他溃疡等形态，主要表现为发热、腹痛、腹泻、关节痛和败血症。

【治疗原则】

以一般恶性淋巴瘤治疗标准进行。

临床病期在局限型（Ⅰ～Ⅱ）行外科切除后化疗。

广泛多发病变时，或Ⅱ-2 期以上行化疗 CHOP 方案，或 R-CHOP（利妥昔单抗）方案等多剂联合化疗为首选，小肠 MALT 淋巴瘤 5 年生存率有报道为 84％。

当今幽门螺杆菌（Hpylori）除菌疗法仅限于局限性胃 MALT，而小肠 MALT 尚未见与 Hpylori 相关的报道。

胃肠道间质瘤

gastrointestinal stromal tumor（GIST）

本病为消化道发生的一种黏膜下肿瘤（有时在肠系膜发生），具有受体型酪氨酸酶合成 KIT 蛋白的遗传基因 C-kil 过度变异、过多时形成，或者说，与肿瘤无法区别。起源自正常细胞的 Cajal 间质细胞。

【内镜所见】

基本型为边缘呈慢坡状隆起，胃内为山田Ⅰ～Ⅱ型，表面被覆正常上皮，呈黏膜下肿瘤形态（图46，图47A）。来自黏膜肌附近的黏膜下肿瘤则隆起比较急峻陡峭，呈山田Ⅱ～Ⅲ样隆起，而GIST多发生在固有肌层内的细胞，因此较发生在黏膜肌层者边缘更呈慢坡样徐缓隆起。有时肿瘤表面小凹陷样糜烂、溃疡（图47B～C），GIST向壁外生长者，可在黏膜面无明显隆起，无法识别，时伴有动、静脉怒张样改变。

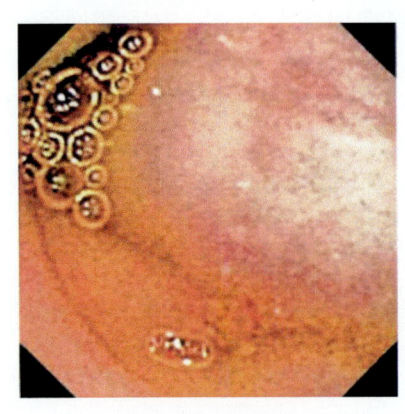

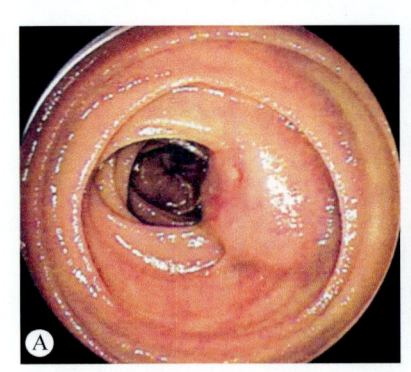

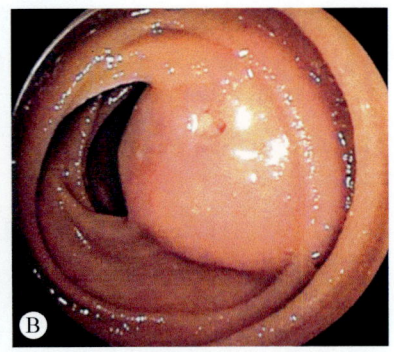

图46　胶囊内镜
管腔内疑似有隆起病变

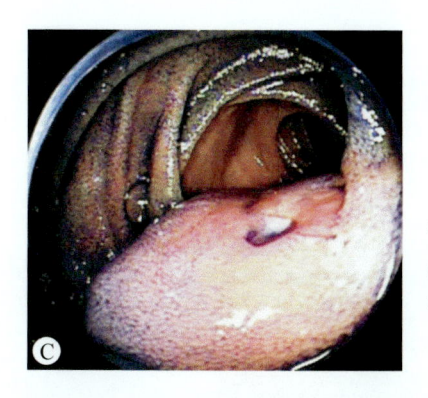

图 47　气囊小肠镜
A. 占小肠肠腔 1/4 黏膜下肿瘤样改变，顶部凹陷；B. 病变顶发红、糜烂、溃疡、小凹陷；C. 顶部有溃疡伴再生上皮

【鉴别诊断】

向壁外发育的 GIST 诊断及分期需依靠其他影像，特别是 CT，成为实质性诊断之一，主要依靠气囊小肠镜下超声内镜，GIST 呈现在第四层相连续的低回声，境界清楚，内部回声均匀或不匀（图 48）存在无回声区与高回声混合，内部不均匀，边缘不整，病理上多呈高恶性，需与平滑肌肉瘤相鉴别（图 49）。

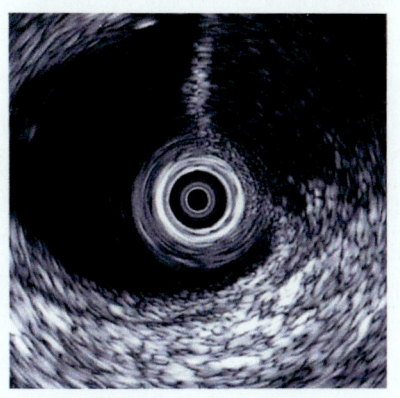

图 48　EUS（12MHz）
病变在第四层，呈连续性低回声，内部回声较均匀

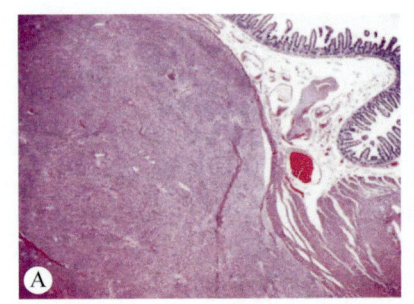

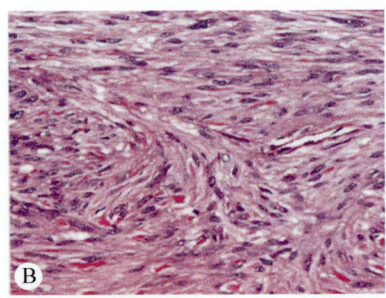

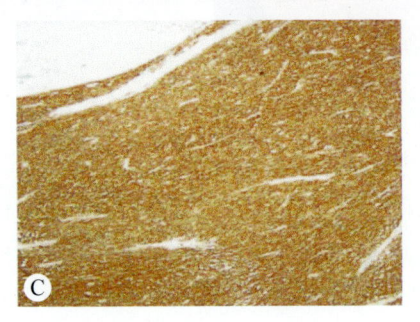

图 49　小肠间质瘤

A. 低倍：自小肠固有层发生的肿瘤，内无坏死；B. 放大：束状、纺锤状细胞错综排列；C. 免疫组化：呈 C-Kit（＋）诊断为 GIST

肉眼诊断平滑肌瘤、肌肉瘤、神经源性肿瘤是困难的，确诊需依靠活检。对危险度的分级、病理诊断虽是重要的，但有活检后出血，取样失败的可能。目前小肠尚不能进行 EUS-FNA，肌层为主病变活检阳性率尚不高，因此小肠 GIST 是否必须活检尚在讨论中。

【治疗原则】

决定治疗方针很重要，它取决于 GIST 分级。且肿瘤很小也有转移者，临床上推断恶性度，复发可能性也是重要的，肿瘤大小细胞增殖程度结合 Fletcher 分类综合考虑，且应结合肿瘤发生部位 Miettinen 分类。

治疗首选是外科肿瘤切除。对不能手术或复发者可考虑用依吗替尼（格列卫）等药物治疗。

小肠类癌
carcinoid in the small intestine

空回肠类癌占小肠恶性肿瘤，欧美报道为 30%，日本报道则仅 2.8%。即全消化道类癌中，在空回肠的欧美报道占 1/3 以上，日本报道直肠、胃、十二指肠、阑尾不超过 4.9%，欧美 1/4 为多发性，日本则少见多发。

肿瘤直径一般较小，无明显症状，但也有在转移灶出现前原发灶较大者。肠系膜受牵拉收缩时可产生间歇性腹痛，增大后可出现便血、贫血、肠套叠、肠梗阻、腹部包块。由于组织学来源自中胚叶，故产生 5-羟色胺，能产生类癌综合征者，常为多发性或肝转移。

【内镜所见】

欧美、日本报道皆为 46.8% 发生在回肠末端，回肠以外为 41.8%，空肠 11.4%。内镜所见与其他部位的类癌相同（图 50A~C）。表面皆呈光滑，硬而有弹性黏膜下肿瘤，也有凸起陡峭者，色泽多呈黄色，表面有血管增生，增大时表面可有凹陷、坑样或溃疡。黏膜表面小凹（pit）原则上仍为Ⅰ型，由于肿瘤增大压迫了黏膜而使其变得菲薄，则分布不均匀杂乱无章，黏膜若脱落则会显露肿瘤，呈无结构的细微小点状（图50D）。

超声内镜（EUS）呈境界清楚，内呈均匀的低回声，以第二、三层为主。

5-羟色胺具促结缔组织反应（desmoplastic reaction），会引

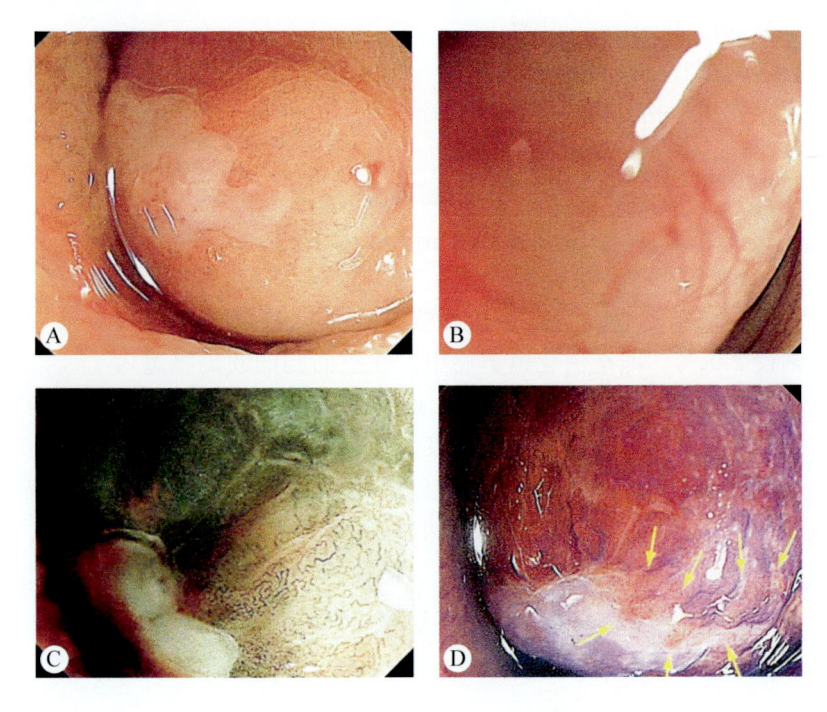

图 50　回肠末端，2.5cm 类癌

A、B. 直立而边陡峭 SM，侧面有糜烂，血管怒张；C. NBI：表面大部为正常黏膜，侧面有扩张血管，走行异常；D. 甲紫染色：腺体小凹（pit）大部正常，糜烂周边看不到腺体开口，只见点状结构（↑所示）

起纤维化及肌层肥厚，淋巴结转移也将导致肠系膜纤维化，导致肠管变形、粘连、牵拉移位。

小肠 X 线造影见光滑的充盈缺损（图 51），增大后可出现隆起顶部凹陷，再进展可见壁僵硬、短缩、狭窄伴口侧肠管扩张。肠系膜淋巴结有转移时可见肠系膜缩短，肠管扭曲，索条样改变，CT、MR 早期见牵拉肠系膜及其中有脉管样结构（图 52、图 53）。

二、小肠肿瘤性疾病

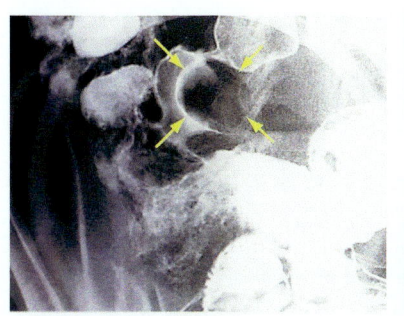

图 51　X 线造影
回肠末端类圆形充盈缺损

图 52　加强 CT
显示肿瘤与肠连接（↑）

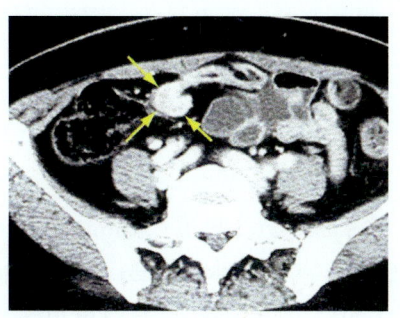

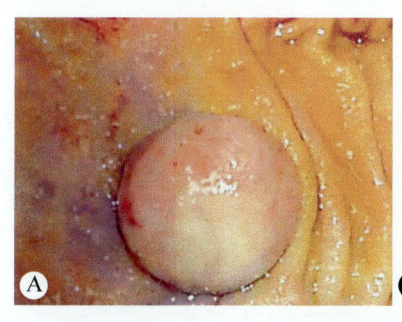

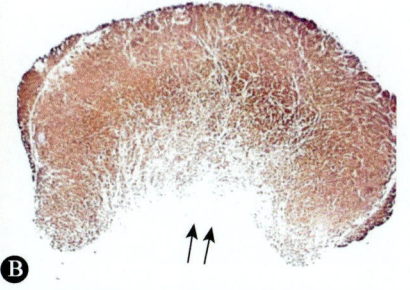

图 53　病理结果

A. 切除标本 23mm×23mm 隆起边陡峭黏膜下肿瘤，侧面有糜烂；B. Chromogranin A 染色：肿瘤弥漫着色。侧面黏膜脱落，显露肿瘤，并向肿瘤侧牵拉（↑↑）

【鉴别诊断】

需鉴别的疾病：有黏膜下肿瘤表现的 GIST、淋巴瘤、脂肪瘤、炎症性类纤维瘤、血管瘤、淋巴管瘤等。

小肠 GIST 好发于空肠，据生长不同有壁外型、腔内型、混合型。其内镜下表现有所不同，小的病变隆起呈慢坡状隆起，

57

表面光滑，随着增大，多形成溃疡，EUS 在第四层并呈连续性，若有变性坏死则回声不均匀。

【治疗原则】

消化道类癌与其他部位的类癌转移率皆较高。淋巴结转移率：Moertel 报道＜5mm 为 0%，5～9mm 为 15%，10～14mm 为 61%。Burke 报道：＜10mm 为 21%，依浸润深度达黏膜下（SM）为 17%，虽有内镜切除报道，但由于转移及多发病例较多，故外科手术仍为主要治疗方法。

良性小肠肿瘤性疾病

小肠多发神经内分泌肿瘤
multipleneuroendocrine tumors of small the intestine

神经内分泌肿瘤（neuroendocrine tumor，NET）主体是在消化道黏膜下生长，由神经内分泌细胞发生。日本报道发病部位顺序是直肠、肺、胃、十二指肠。而空、回肠发生者极少，发病者性别无差别，50～60岁是高发年龄段，发病率为0.28/（10万人·年）～0.8/（10万人·年），多发病变者则更少。但多发病变易发生淋巴结转移，这关系到预后。主要症状：腹部不适、腹泻、肠梗阻等，但多为无症状。发生类癌样症状在日本很少，不超过10%，中国也如此。

【内镜所见】

形态呈黏膜下肿瘤，表面可伴有溃疡，在大肠呈色泽发黄或发白，但在小肠未见如此的报道，由于有多发病变可能，进行小肠胶囊内镜及全小肠气囊内镜检查十分必要（图54、图55）。

【鉴别诊断】

胃肠道间质瘤（GIST）、恶性淋巴瘤（ML）等表现为黏膜下肿瘤及溃疡改变者都需鉴别。GIST来源于间叶细胞，在肌层增殖，较大时可出现较深的溃疡。ML多在黏膜下比较浅层存在肿瘤细胞，充气时肠管扩张良好是该肿瘤的特征性征象。确定诊断仍需病理检查（图56），癌细胞呈巢状、带状排列。免疫组化：CD56（＋），嗜铬粒A（＋），突触素（＋）。

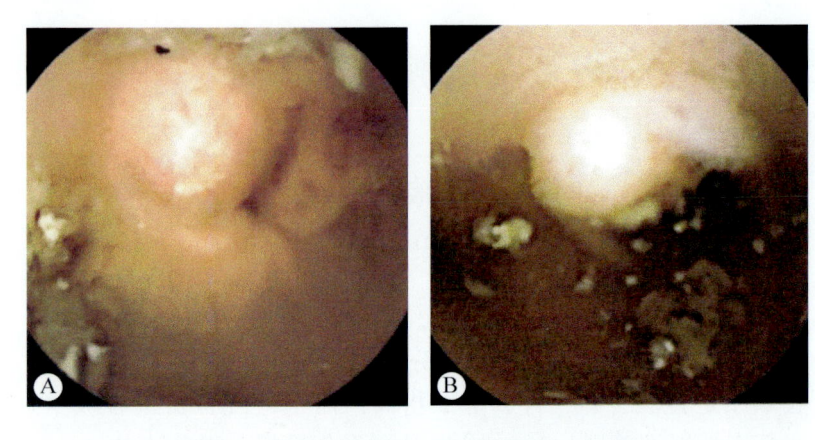

图 54　胶囊内镜所见，回肠最少有 2 个病灶

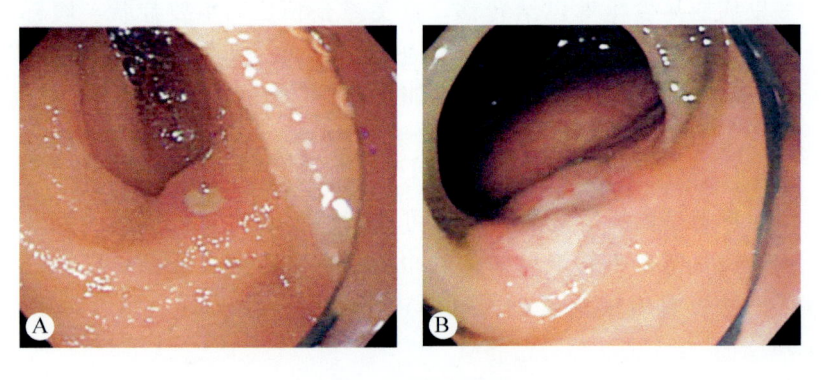

图 55　气囊小肠镜
表面有溃疡的 2 处黏膜下肿瘤

【治疗原则】

治疗与一般癌不同，根据增殖的恶性度决定，而增殖的恶性度依靠病理检查来决定，核分裂数、Ki-67 指数（MIB-1 index）评估。

评价值依 NET G1，G2 neuroendocrine carcinoma（NEC）

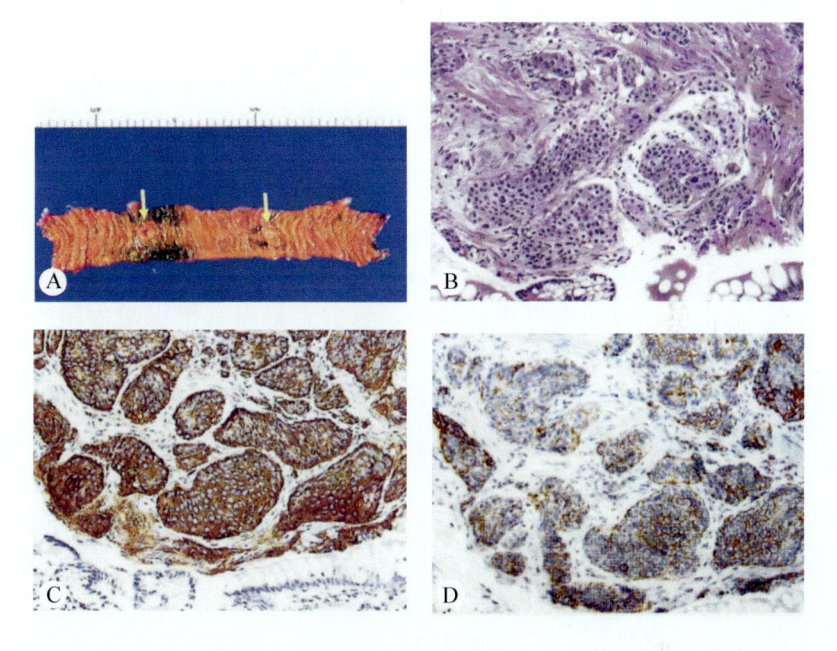

图 56　病理结果

A. 切除标本：有两个病灶，分别为 10mm 与 5mm；B. HE 染色：巢样病灶，侵及黏膜下层以下；C，D. 免疫染色：Chromogranin A（＋），CD56（＋）

分类，局限的 NEC 可局部切除，有转移或不能切除的 NET 及 NEC 分类高的，应考虑化疗。化疗需并用生长抑素制剂或奥曲肽。

治疗性切除者，5 年生存率为 70%～80%，有远处转移者不足 30%～40%。

Peutz-Jeghers 综合征
Peutz-Jeghers Syndrome

Peutz-Jeghers 综合征系食管以外全消化道的错构瘤性息肉及口唇、口腔、指（趾）色素沉着为特征的常染色体显性遗传性疾病，实际上有家族史者占 50%，其余均为单人发病。

消化道息肉病中以小肠最多，较大。息肉的组织学为错构瘤，特征为上皮增生，黏膜肌伸向息肉内呈树枝状增生。

诊治本病要特别注意的是合并肠套叠，其他各脏器则有可能合并恶性肿瘤。小肠肠管狭窄，息肉增大较快时会引起肠套叠，肠套叠好发年龄较小，30% 发生在 10 岁之前。而合并恶性肿瘤多在 30 岁以上，在消化道以外尚有乳腺、子宫、卵巢、胰、肺等，因此除要掌握消化道状态外，尚要行乳腺、腹部超声，胸腹 CT，妇科检查，且要按期随诊观察。

【内镜所见】

本病从胃至大肠呈多发倾向，小肠则以胶囊内镜及气囊小肠镜诊断为主（图 57、图 58），胶囊内镜可能一次检查全部小肠，缺点是无法掌握息肉大小及全貌，由于肠管内留有食物残渣，当较多时影响观察。气囊小肠镜则能对息肉详细观察，对腹部有手术史者，由于粘连会影响插镜的成功率，要求术者谨慎操作。

诊断息肉成为问题的是息肉大小的诊断，肉眼估计不准，大的息肉会有蒂和分叶状，一般颜色与周围黏膜一致，增大后色泽发红，确定后应判定大小，再依据每个形态确定治疗方针。

二、小肠肿瘤性疾病

图 57 胶囊内镜确诊为 5mm Peutz-Jeghers 型息肉

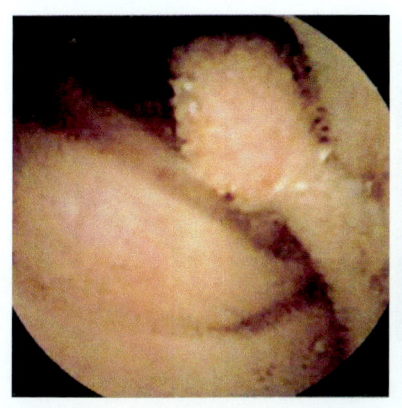

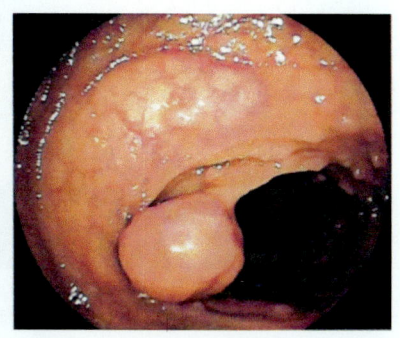

图 58 气囊小肠镜确诊 10mm 大小 Peutz-Jeghers 息肉

【鉴别诊断】

本病几乎全部是错构瘤，15mm 以上者有可能合并腺瘤和癌，有粘连者可能会影响观察和诊断。发现有大的息肉时一定要警惕存在癌的可能，应活检或内镜下摘除，再送病理确诊（图 59）。

【治疗原则】

当判断消化道息肉是引起肠套叠、出血、癌变的原因时，应行内镜下息肉摘除。Ohmiya 报道 18 例，息肉在 15mm 以上引起肠套叠危险很大，故 10mm 以上为内镜下摘除之绝对适应证。大肠、小肠息肉间隔 6 个月至 1 年定期检查一次是必要的。

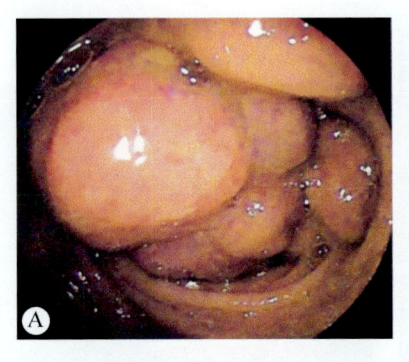

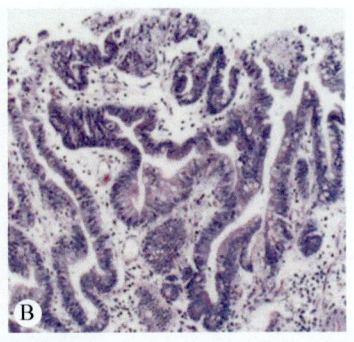

图 59　气囊小肠镜可见息肉全景，而基底则有时看不清
A. 经圈套器确认有蒂，在根部行电切摘除；B. 组织切片：确定为合并腺瘤

Cronkhite Canada 综合征
Cronkhite Canada Syndrome（CCS）

中年以后发病，男女比例为 3∶2，男性稍多，是少见而原因不明的非遗传性疾病。发病原因可能与精神紧张、维生素缺乏、服用镇痛药、甲状腺功能低下及自身免疫性疾病相关。

主要症状：由于蛋白漏出会引起低蛋白血症，营养不良性水肿、腹泻、食欲缺乏，体重减轻，腹痛。外胚叶性病变：脱毛、皮肤色素沉着、指（趾）甲萎缩、从胃至大肠存在息肉、味觉异常等。息肉和外胚叶病变呈可逆性，根据治疗及自然病程而有不同，自然病程大肠息肉 1/3 病例平均 30 个月，胃息肉 1/5 病例平均 30 个月消失，3/4 病例可缩小，缩小平均月数，大肠为 9.3 个月，胃则需 15.5 个月。

组织学特征：息肉的腺管囊状扩张，间质增生、水肿，炎性细胞浸润，属非肿瘤性病变，但也可并发肿瘤及癌变，发生大肠腺瘤占 18.9%，大肠癌 15%，胃腺瘤 5.7%，胃癌 7.5%

二、小肠肿瘤性疾病

【内镜所见】

全消化道多发、大小不等、无蒂至有蒂息肉,有呈密集。颜色可由正常黏膜至发红,息肉间黏膜水肿,形状不一,多发隆起有融合倾向,由于它可消失或缩小而与其他类型息肉不同。

消化道多部位息肉特征:

1. 小肠　无蒂或亚蒂息肉,色泽淡褐色至发红,在皱襞上散在,与皱襞走行相一致,越在上部越多发,有自愈倾向(图60,图61)。

2. 胃　胃体至胃窦多发无蒂或有蒂息肉,特别在窦部有密集倾向(图62A),胃黏膜皱襞不规则肿大,甚至呈巨大皱襞样。

3. 十二指肠　黏膜绒毛水肿伴白点,皱襞肿大附着黏液(图62B)。

4. 大肠　明显发红,多发无蒂息肉,大小不等、低平(图62C)。

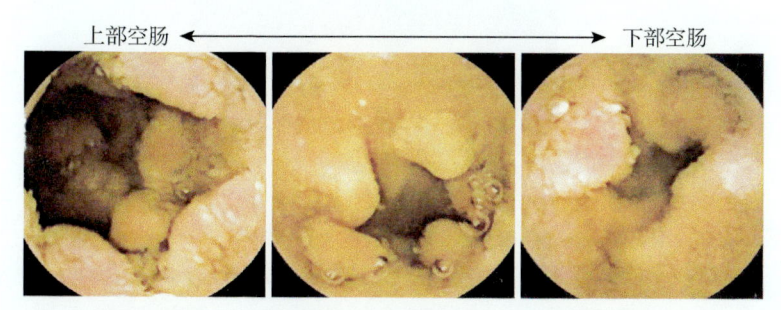

图60　胶囊内镜　上部空肠→下部空肠

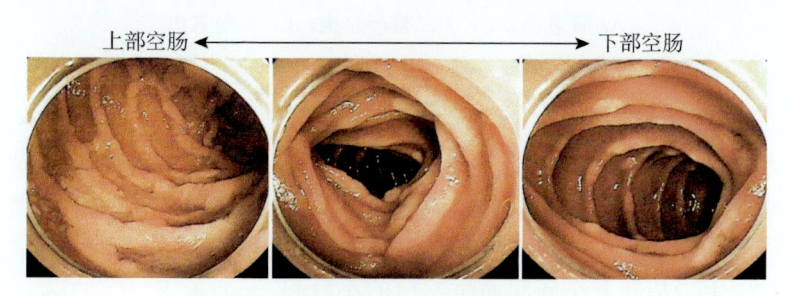

图61　气囊小肠镜上部空肠→下部空肠

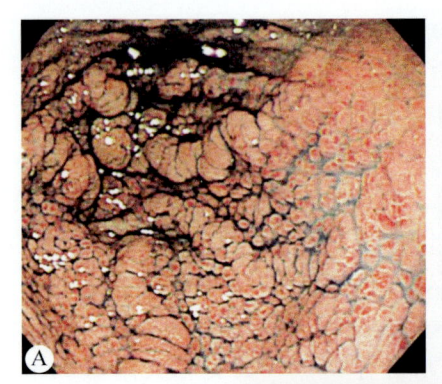

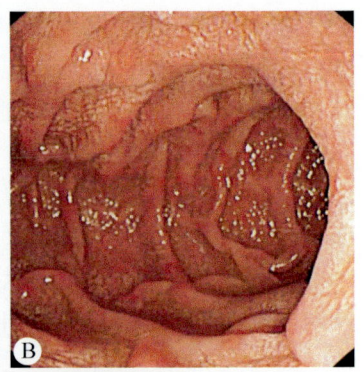

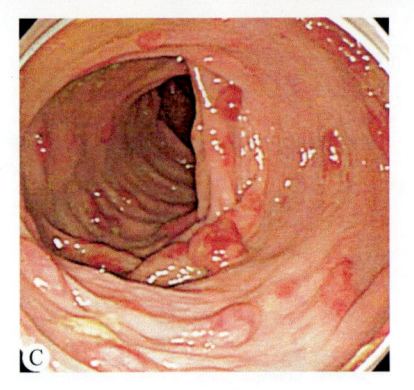

图 62　气囊小肠镜所见
A. 胃息肉；B. 十二指肠息肉；C. 大肠息肉

【鉴别诊断】

家族性大肠息肉病：遗传性疾病，位于胃体部，多数无蒂或亚蒂的胃底腺息肉。胃窦部则以胃腺瘤为中心，中央稍有凹陷的小隆起。

十二指肠、小肠腺瘤呈发白的小隆起。

大肠腺瘤呈广泛的无蒂小隆起。

错构瘤性息肉病：

年幼型息肉病：只在大肠发病，散在表面光滑色泽红，较大的有蒂或亚蒂性隆起。

Peuts-Jeghers 综合征：胃内多发小隆起及大的亚蒂隆起，数目较少。在十二指肠、小肠多发，色红有蒂的隆起，大肠同样可有大的有蒂或亚蒂，呈散在分布，大的隆起呈分叶状。

消化道外症状：口唇、指（趾）色素斑。

Cowden 病：食管呈多发的糖原棘皮症（glucogenic acanthosis）而其他息肉病少有伴食管改变。胃从胃体至胃窦密集的平滑的小隆起，仅从胃的病变与 CCS 鉴别是困难的。

十二指肠、小肠无蒂或亚蒂散在小隆起，在大肠，尤其是右半部大肠，隆起病变较少，而在乙状结肠至直肠则呈多发褪色的小隆起，特别是在直肠隆起较密集。

消化道外症状：伴有皮肤丘疹。

【治疗原则】

除非并发癌，皆采用非手术疗法，激素、硫基嘌呤、抑酸药、抗组胺药、美沙拉嗪等，疗效无定论。改善全身营养状况的营养疗法是必要的。过去认为预后不良，现今经综合治疗，预后已比较良好。

家族性大肠腺瘤病中的小肠腺瘤

the small bowel in familial adenomatous polyposis

家族性大肠腺瘤病（familial adenomatous polyposis，FAP）是 APC 遗传基因的增殖细胞变异所致，大肠多发腺瘤为主要征候的常染色体优性遗传的症候群。大肠腺瘤在腺瘤→癌演变过程中，若置之不理，可能 100% 会癌变。

本病还要警惕合并其他疾病，有硬性纤维瘤和上消化道肿瘤。上消化道癌发生率：1988年Jagelman报道FAP1255例中，上消化道肿瘤有52例（4.5%），其中十二指肠部29例，十二指肠乳头部10例，胃7例，空肠5例（0.4%），回肠1例占0.08%，其中11例无症状（19%）。内镜检查提高了本病在消化道疾病中的重要性。当时空肠、回肠死亡原因及发病率很低，是因为小肠检查方法不精确。随着胶囊内镜及小肠气囊镜的普及，小肠病变会有所增加，小肠息肉诊治也会有所变化。

【内镜所见】

十二指肠腺瘤内镜所见：多为扁平隆起，颜色与周边黏膜相同或发白（图63），在十二指肠乳头则呈结节状不整的隆起，最终取决活检病理诊断（图64）。

小肠内镜所见：

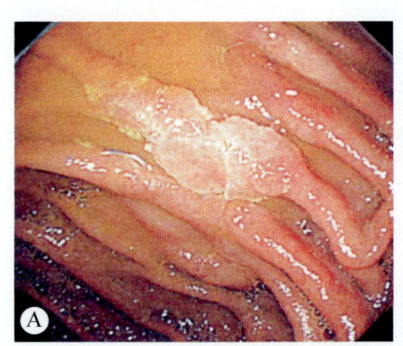

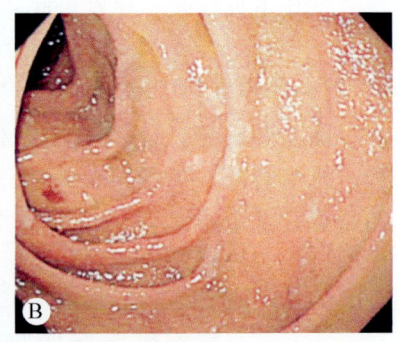

图63 常规内镜示十二指肠降部

A.10mm大小扁平隆起，界线不清，皱襞走行不整，色发白；病理示：管状腺瘤并中等不典型性增生；B.以上病变周围见5mm以下，界线不清，一般观察较难

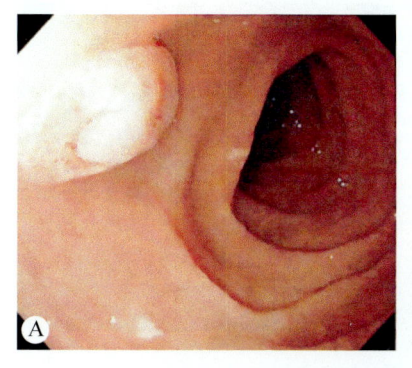

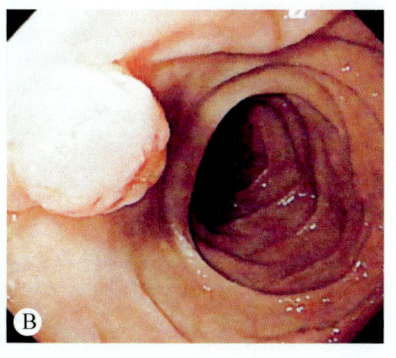

图 64 侧式内镜见乳头

A. 结节隆起不明显，轻微乳头表面不整，疑似腺癌，病理示：管状腺瘤并中度不典型性增生；B. 1 年后复查表面结节隆起较明显，高度疑似腺癌，病理示：腺瘤并重度不典型性增生，且需与腺癌鉴别

Schulmann 报道：空肠可能发生息肉的部位，多属 spigelmann-Ⅱ级以上的十二指肠息肉相关联。Anthoy 等报道 FAP150 例中发现 3 例空肠癌，危险因子为高龄和十二指肠息肉。

空肠内镜所见与十二指肠息肉相似，为界线不清的扁平隆起，与周围黏膜色泽相同，常需喷洒色素才便于观察清晰（图65）。

回肠息肉比较稀少，但当大肠切除后，在回肠末端发现息肉的却常见，然而发生癌者较少，原因不明。内镜所见同大肠息肉，以隆起型病变为主体，形状与大小比较一致，多发，色泽发红。

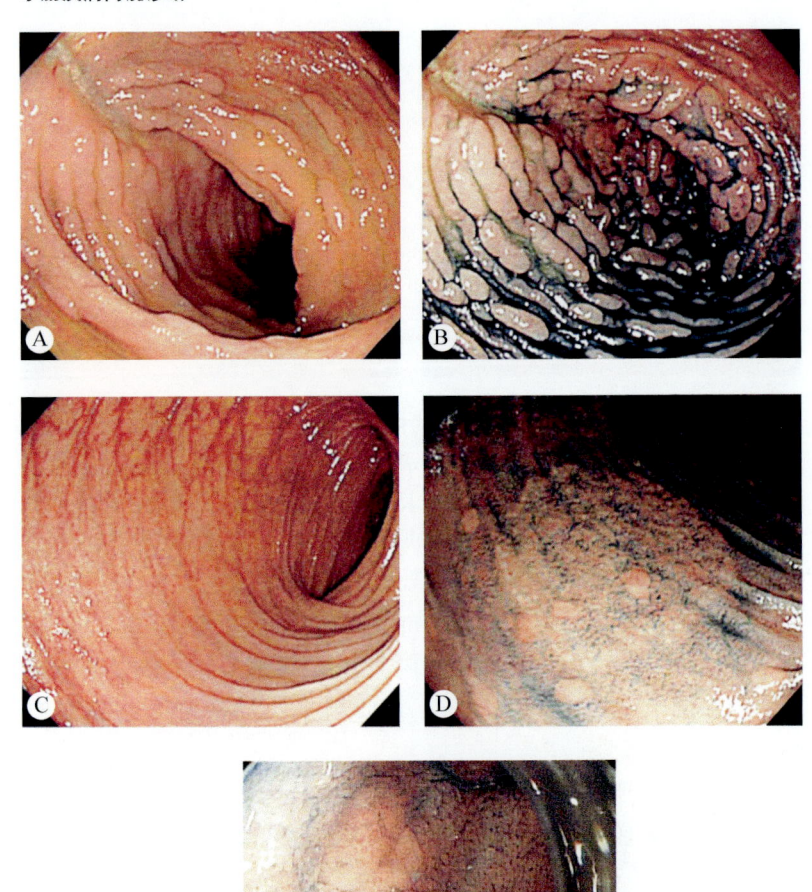

图 65　回肠息肉

A. 皱襞上有互相连接的多发隆起型息肉，一般观察难以判定是皱襞抑或息肉；B. 靛胭脂染色；则清楚显示息肉；C.E. 常规观察诊断困难；D. 靛胭脂喷洒后可见 5mm 以下的小扁平散在隆起

脂 肪 瘤
lipoma

脂肪瘤占小肠肿瘤发生率，据八尾报道 GIST 占 48%，脂肪瘤次之，占 17.3%。多见于回肠末端，由成熟的脂肪细胞、血管、结缔组织构成，形态上似黏膜下良性肿瘤。肿瘤小时多无症状，增大后易引起肠套叠，表面出现糜烂、溃疡形成时则成为出血的原因。

【内镜所见】
息肉样隆起，被覆正常黏膜或可轻微发红，可带蒂，光滑。NBI 观察表面绒毛结构明显，隆起，软，活检钳压之，可呈凹陷征（cushion sign）阳性。超声内镜黏膜下呈均匀一致高回声肿瘤（图 66）。

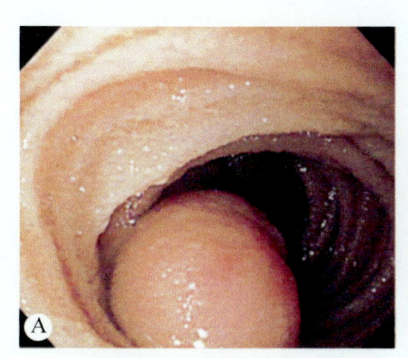

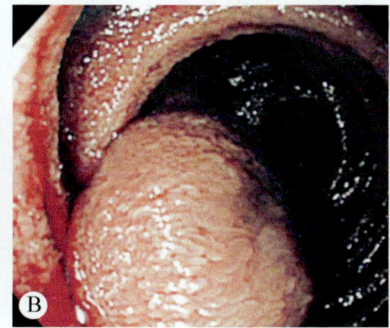

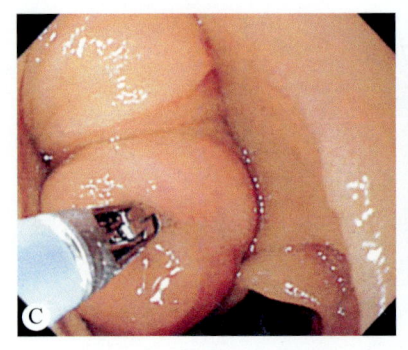

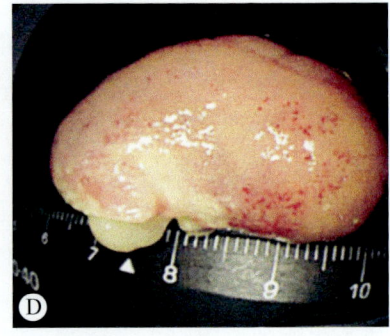

图66 脂肪瘤内镜所见

A. 气囊小肠镜所见；B. NBI 所见；C. 气囊小肠镜 cushion 征；D. 内镜切除的标本

【鉴别诊断】

应与 GIST、类癌、淋巴管瘤相鉴别。

本病具有内镜特征及 EUS 特点，诊断并不困难，瘤体增大到一定程度 CT 才会有特征性改变。

【治疗原则】

无症状时可不必处理，近年有经内镜下切除之报道，一旦出现出血或肠套叠时则为外科手术的适应证。

炎性类纤维性息肉
inflammatory fibroid polyp，IFP

本病属消化道原因不明的类肉芽肿，1920 年 Konjetzny 报道胃内黏膜下肿瘤伴嗜酸性粒细胞浸润，称为类息肉性纤维瘤 polypoid fibroma，以后有各种名称，如嗜酸性肉芽肿（eosinophilic granuloma）、炎性假瘤（inflammatory pseudotumor）等。

IFP 名称在 1953 年 Helwig 开始提倡使用，并提出诊断标准：①主病灶为黏膜下肿瘤；②成纤维细胞、胶原纤维增生；③小血管增生；④嗜酸细胞为主的炎性细胞浸润。此后文献则以此为标准进行诊断。

其后有报道从溃疡发生的 IFP 者，将其分类为肿瘤性，但将其分类为炎症性者更多。

该病术前获得诊断者很少，报道多以肠套叠、肠梗阻而发病，手术切除标本始获本病之诊断，因此术前诊断很少，多在外科治疗中记载，内镜治疗观察其经过也很少，随着胶囊内镜及气囊小肠镜的普及，对病灶很小、症状轻微阶段即发现该病的机会必定增加。

【内镜所见及鉴别诊断】

形态上基本属于黏膜下肿瘤（图67），因此必须与小肠所有的黏膜下肿瘤鉴别。本病发生出血者很少见，但有时也可能会出血，当病变增大时表面会形成糜烂（图68），但多形成龟头样外观（图69、图70），糜烂或形成溃疡，肉眼很难与恶性肿瘤鉴别。

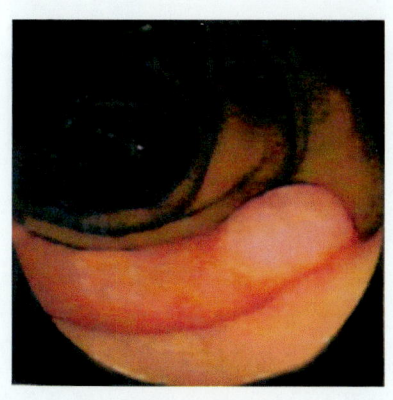

图67 因粪隐血（+）贫血而发现回肠有一表面稍红黏膜下肿瘤

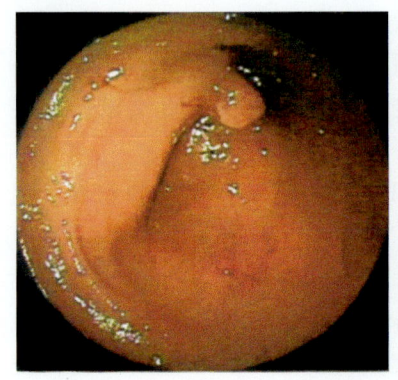

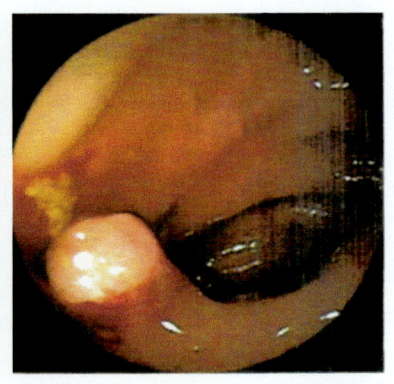

图 68　气囊小肠镜
表面糜烂少量出血

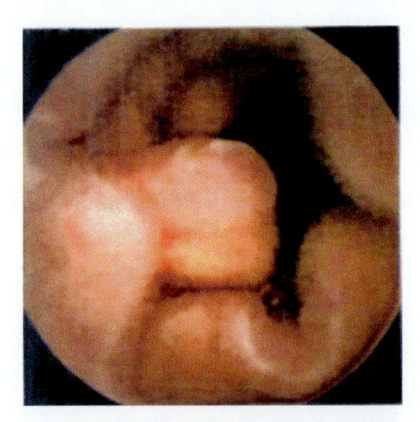

图 69　胶囊内镜
因肾功能不全透析中消化道出血，在回肠末端见一龟头样隆起

【治疗原则】

依据病变大小、部位不同而异，多数报道由于肠梗阻、肠套叠而发病，故多为手术治疗。随着胶囊内镜及气囊小肠镜的普及，偶然发现的病例也将会增多，但也可能症状并非由 IFP 引起。

二、小肠肿瘤性疾病

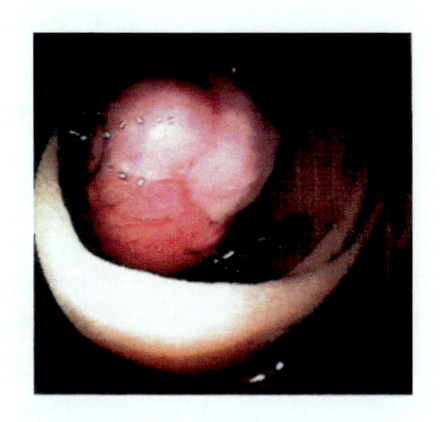

图 70　气囊小肠镜
回肠见一龟头样隆起为典型 IFP

小肠平滑肌瘤
small intestine leiomyoma

小肠占全消化道长度的 75%，黏膜表面积却占 90% 以上，小肠原发肿瘤仅占 1%～6%，是比较少的。八尾报道，小肠良性肿瘤的 4.5% 是平滑肌瘤。过去报道的平滑肌瘤若按现在诊断标准其内含很多的是 GIST。西田等统计小肠发生的间胚叶系肿瘤 87.5% 是 GIST。平滑肌肿瘤仅有 6.25%，藤田报道 16 例，垂永报道 12 例小肠间胚叶肿瘤全部是 GIST，故小肠间胚叶肿瘤中平滑肌瘤是少见的。小肠平滑肌瘤男女发病无差别，年龄在 50～60 岁占 1/2，发生部位空肠为回肠的 3 倍，从十二指肠悬韧带开始 60cm 以内最多，多为单发，大小多在 5cm 以内。比嘉报道肉眼形态肠管内型占 15%，肠管外型占 67%，混合型占 17%，临床表现多无症状，有症状者多为消化道出血、消化道梗阻。合并多发性神经纤维瘤者，多为管外型，且多发。

纺锤细胞形成的间胚叶肿瘤经免疫组化分类 KIT 或 CD4

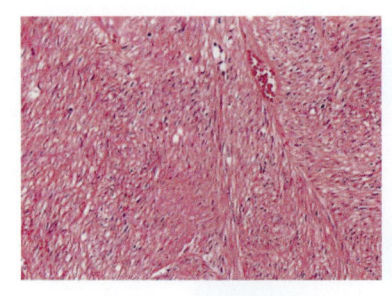

图 71　病理切片

嗜酸性胞质的长纺锤形细胞。免疫组化：C-Kit（一）/CD4（一）/SMA＋/S-100（一）/vimentin（一）诊断为平滑肌瘤

（＋）肿瘤诊断为 GIST，KIT、CD4（一）中抗结蛋白抗体，αSMA（＋）的肿瘤为诊断平滑肌瘤/平滑肌肉瘤；S-100（＋）为诊断神经源性肿瘤——神经鞘瘤（图 71）。在组织学上，平滑肌瘤和平滑肌肉瘤以细胞密集程度、异型度、核分裂程度进行区别，但仅凭此点有时鉴别良、恶性仍有一定困难。

【内镜所见】

管内型：被覆正常黏膜，硬的黏膜下肿瘤，时有顶部覆有溃疡（图 72），超声内镜及腹部 B 超均显示低回声肿瘤，病变来自固有肌层，与第四层连续，来自黏膜肌则局限于第三层内（图 73）。有钙化者可伴有高回声影，大的病变可有出血、坏死、囊性变，显示回声不均匀。

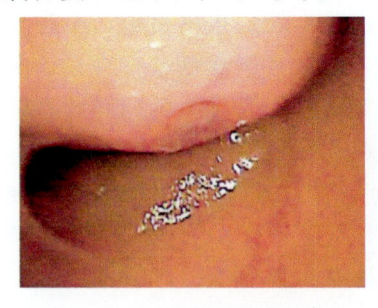

图 72　经口气囊小肠镜所见

上部空肠隆起肿物，表面光滑的黏膜下肿物，尖顶部有一类圆形小溃疡凹陷

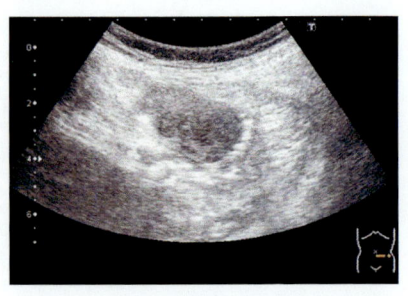

图 73　腹部 B 超

小肠腔内肿物，界线清楚，有分叶倾向，内部回声不均，疑有坏死的无回声影

二、小肠肿瘤性疾病

【鉴别诊断】

肠管内发育型应与 GIST、神经鞘瘤等黏膜下肿瘤鉴别。仅靠内镜所见鉴别是困难的，若见有一部分表面有缺损，露出内部，在同一部位活检，常取出的是坏死组织又达不到诊断目的，且有导致出血的危险，因此活检时必须考虑到这一危险。

肠管外发育生长型，内镜诊断是不可能的，可试用其他造影、超声、增强 CT/MRI 检查，可显示肿瘤及内部坏死、钙化，要注意与子宫肌瘤鉴别，有时也会很困难。

【治疗原则】

平滑肌瘤与平滑肌肉瘤术前鉴别困难，原则上以外科手术切除。

大出血时可先行经动脉栓塞止血，然后手术，术前最好先以气囊小肠镜行墨汁注射肿瘤或以止血夹标记部位（图74），然后再手术，目标会更准确。

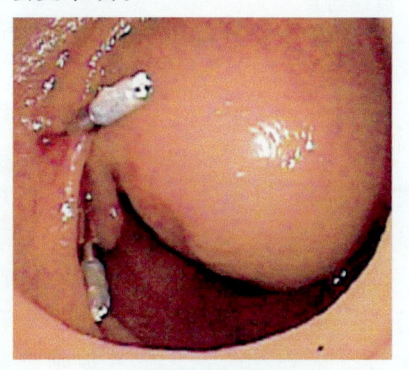

图 74　经口气囊小肠镜
止血夹标志肿瘤位置

海绵状血管瘤
cavernous hemangioma

起源于血管增殖、界线不清的良性肿瘤，大部发生在皮肤，而消化道及其他部位发生者少见。多为先天性，小儿及青年时发病。消化道血管瘤少见，占小肠良性肿瘤 7%～10%，组织学分类为毛细血管瘤、海绵状血管瘤、化脓性肉芽肿。其中在小肠以海绵状血管瘤最多，如阴茎海绵体一样，由一层内皮细胞被覆的海绵状血管构成（图 75），一般血管内充满血液，常伴有血栓形成或伴有静脉石。

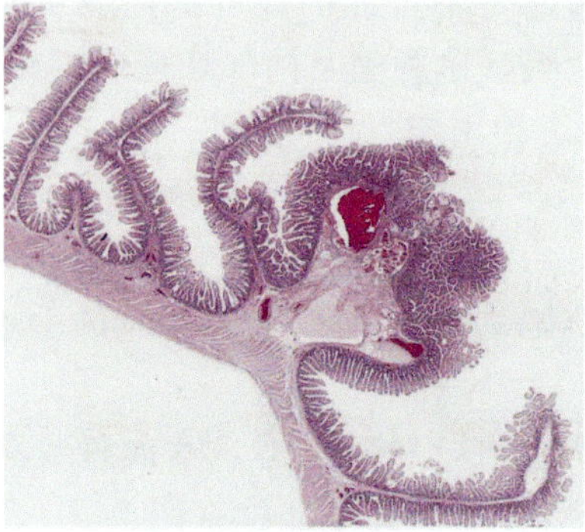

图 75　病理切片

黏膜下层血管扩张，符合海绵状血管瘤

据日本统计：发现时多在 30～40 岁，男性稍多，症状以便血最多占 66%，腹痛 19%，瘤体增大也可出现肠梗阻，以前本病术前诊断极难，气囊小肠镜普及后，病例报道有所增加。

【内镜所见】

大部病变在数毫米到 20mm，呈不规则隆起，向腔内突起（图 76，图 77），但也有呈环行者。回肠多见于空肠，常为单发，也可见多发者，蓝色橡皮疱痣综合征（blue rubber bleb nevus syndrome）可发生在全消化道呈蓝色的血管瘤。

内镜下见有表面黏膜正常或稍肿大的绒毛，比较软的黏膜下肿物（图 77、图 78），可透见血管呈暗红色或蓝色，出血时

二、小肠肿瘤性疾病

可见病变表面有糜烂。

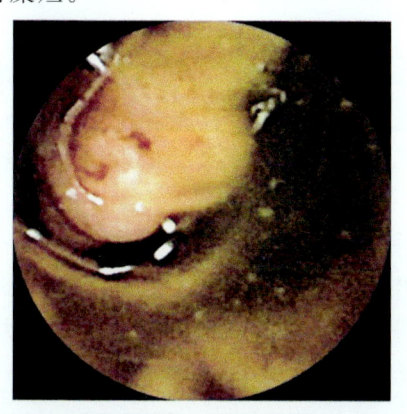

图76　胶囊内镜

上、中空肠有新鲜血迹，有活动性出血，见一褐色伴糜烂病变，可疑为血管瘤

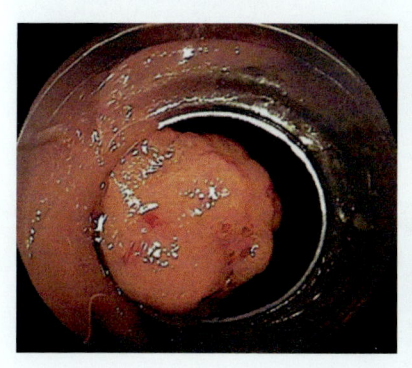

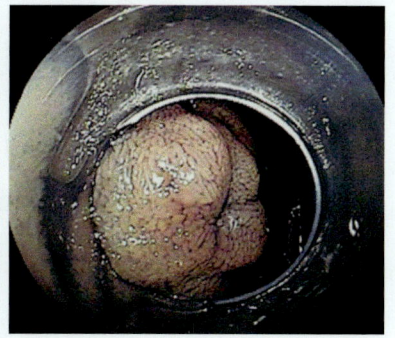

图77　经口小肠镜

上部空肠见被覆正常上皮，顶凹陷伴发红隆起，EUS房性无回声

【鉴别诊断】

内镜下可见比较软的呈暗红或紫色的黏膜下肿瘤，当怀疑为海绵状血管瘤，无这些色泽者，除淋巴瘤外，尚有GIST、脂

肪瘤等黏膜下肿瘤、恶性淋巴瘤、类癌、上皮发生的肿瘤、小肠静脉曲张。

内镜下活检有可能导致出血的危险，最好不要试行，通过微探头超声内镜检查有价值，且能掌握其壁内外生长状态。

有静脉石时，X线检查有意义，但40岁以下者少有静脉石。

【治疗原则】

有症状或出血、贫血者，在病变小时，可试行内镜注射硬化剂或内镜下切除，瘤体大时宜行手术切除。目前尚无恶变报道，故预后良好。

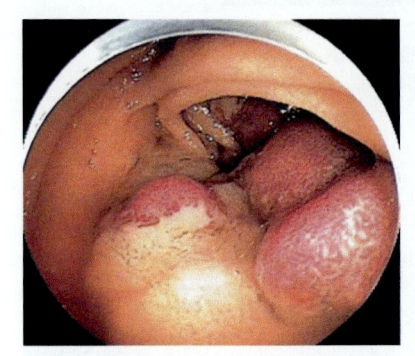

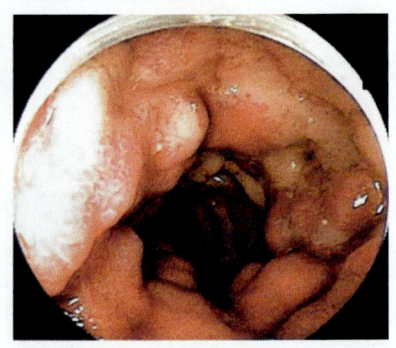

图78　经口气囊小肠镜

上部空肠不规则隆起，色红，被覆肠黏膜，部分扩展至肠全周，诊断为弥漫浸润型海绵状血管瘤

毛细血管瘤
capillary hemangioma

毛细血管瘤是多发生在皮肤，口腔黏膜的后天性良性血管瘤，很少发生在消化道。小肠毛细血管瘤症状出现徐缓，多呈潜在性出血，增大时可能出现肠套叠或肠梗阻。在全消化道出

二、小肠肿瘤性疾病

血中小肠出血占 2%～5%，特别是在小肠，原发肿瘤发生率更低，其中小肠血管瘤只占小肠肿瘤的 10%，术前诊断率极低。近年由于胶囊内镜及气囊小肠镜普及，使其术前诊断率有所提高。

【内镜所见】

多以发红及出血点伴隆起的病变，肿瘤总体形态认识不足，当有发红、糜烂、出血点并有明确隆起应详细观察（图 79）。

气囊小肠镜（图 80）较特征性变化为孤立性明显发红，表面

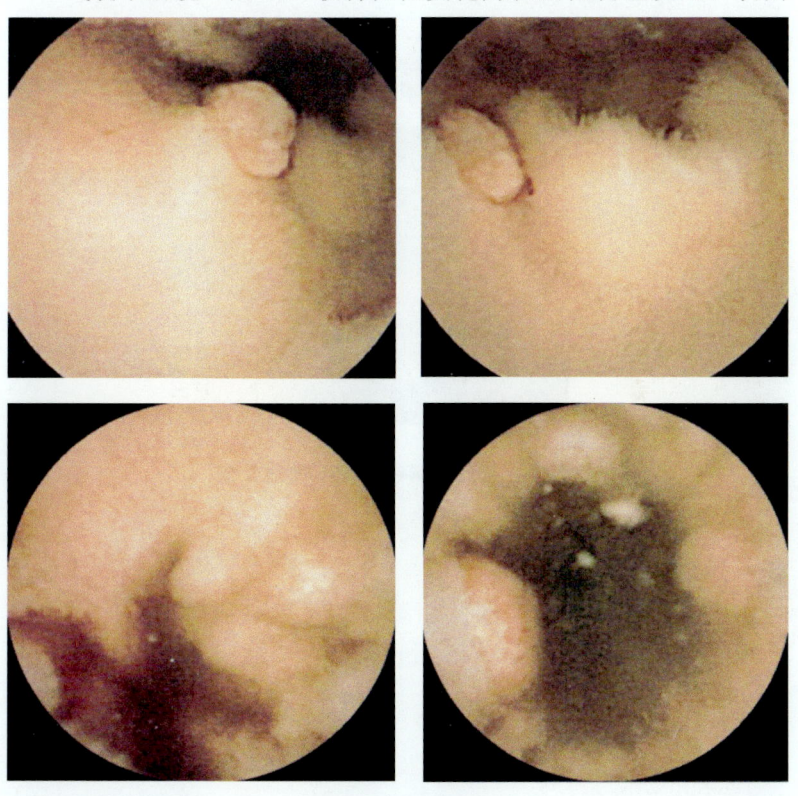

图 79　胶囊内镜
疑似回肠毛细血管瘤

光滑，部分可有白苔、糜烂、界线清楚的隆起，观察时常有渗血，具易出血性病变的特征。切除后病理切片可进一步确诊（图81）。

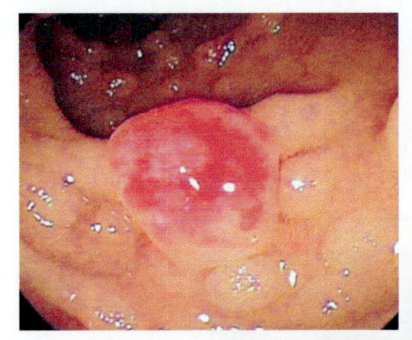

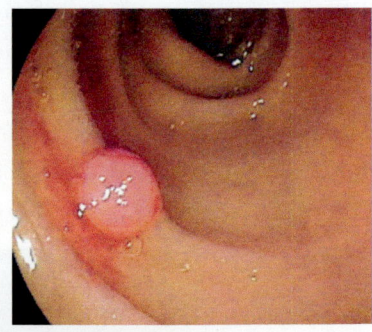

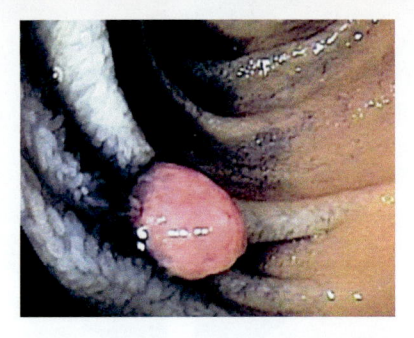

图 80　气囊小肠镜所见毛细血管瘤

【鉴别诊断】

应与任何易出血性病变相鉴别，要想到本病，避免立即行活检导致出血，宜先行 EUS 后再决定，实际上肉眼鉴别是困难的。

【治疗原则】

以前皆以外科手术为主，近年有用气囊小肠镜下切除者。
对无出血者治疗尚无统一方法。

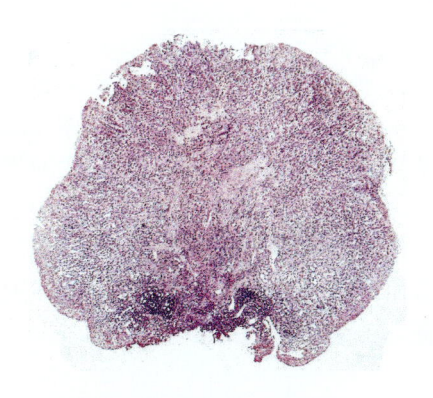

图 81　病理切片（HE 染色）

化脓性肉芽肿
pyogenic granulome

化脓性肉芽肿是来源于皮肤、黏膜及结缔组织的良性肉芽肿性病变。口腔黏膜以外在消化道发病者极少，至 2011 年报道在日本仅 36 例，也是最多的报道，食管 16 例，次之为小肠 12 例（十二指肠 2 例、空肠 3 例、回肠 7 例），属易出血性病变，多于消化道出血检查时发现。

发病机制说法不一，可能是血管瘤继发感染而形成的肉芽肿，继发感染多原因不明，此外尚有外伤、慢性刺激等，主要与局部原因有关。

【内镜所见】

本病内镜所见报道甚少，小肠内镜应用前，报道有十二指肠病变 2 例，空肠 1 例，回肠 1 例。而应用气囊小肠镜后，报道空肠 1 例，回肠 1 例，综合以上 6 例，病变大小 7～20mm，皆呈表面红而光滑，易出血之隆起型病变，亚蒂 4 例，带蒂 1 例，无蒂 1 例，特征性皆有表面白苔，但皆为食管病变，小肠却无 1 例附有白苔（图 82 至图 84）。

【鉴别诊断】

小肠病变需鉴别者尚无报道，食管及大肠需鉴别的有肉芽肿、乳头瘤、纤维瘤、癌、癌肉瘤、无色素沉着的黑色素瘤，也有报道在短期内迅速增大者，则应与恶性肿瘤鉴别，虽活检可以鉴别，但由于其易出血，应避免不必要的活检，多选择同时具活检功能的电热活检钳行局部切除活检诊断。

病理中具有向间质内炎性细胞浸润及肉芽组织伴毛细血管增生、扩张特征（图85）。

【治疗原则】

由于本病多在消化道出血检查中发现，故应积极治疗，内镜治疗前除1例应用激光治疗外，皆为手术治疗。2010年小肠气囊镜应用后开始EMR治疗，今后内镜治疗必将成为主要手段。但由于其易出血性，若治疗不完整易导致出血，使治疗更加困难，因此仍有希望以手术治疗为好的意见。另外，尚有内镜治疗复发的问题，也应是考虑因素之一。

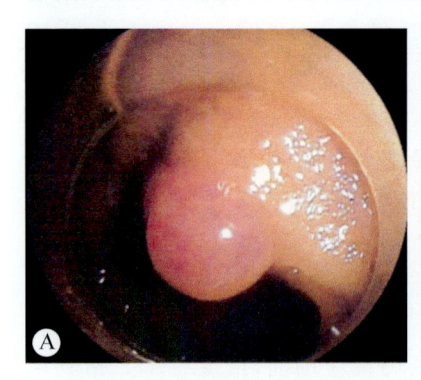

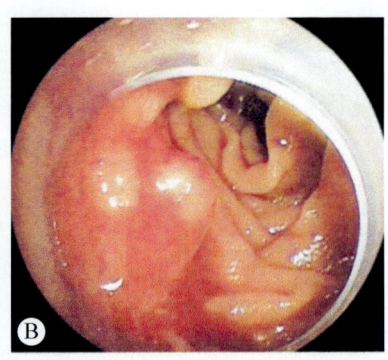

图82　气囊小肠镜

A. 距十二指肠悬韧带10cm肛侧有一5mm大小发红的表面光滑隆起病变；B. 活检后有出血，喷洒凝血药获止血

二、小肠肿瘤性疾病

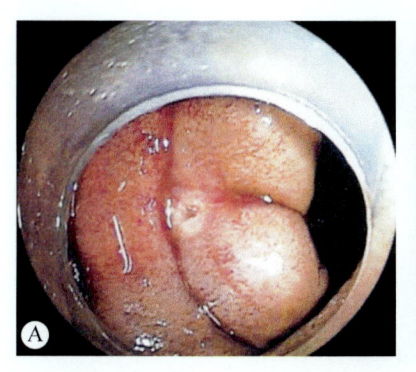

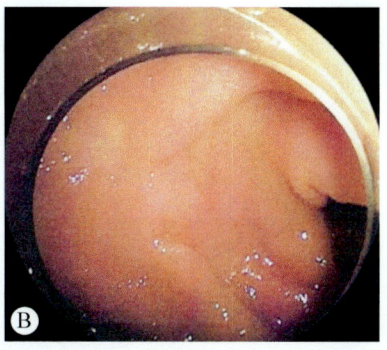

图 83　内镜治疗及随访

A. 病变中注高渗盐水，抬举症（+），能局部隆起而行 EMR；B. 1 年后复查无复发

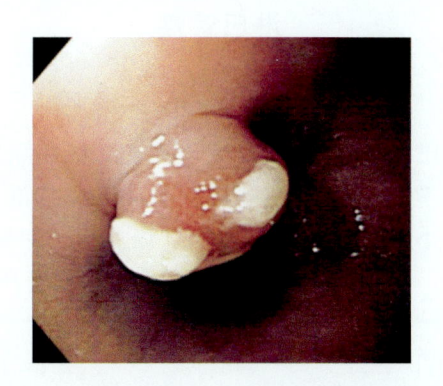

图 84　食管化脓性肉芽肿

食管中部约 10mm 大小色红的隆起病变，亚蒂，表面附以水冲不掉的白苔，为典型所见，内镜切除，活检证实

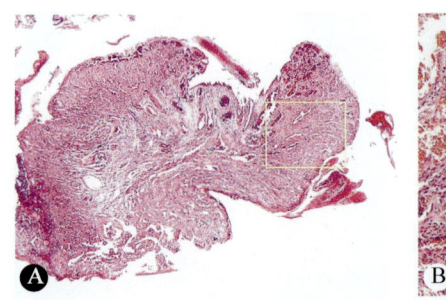

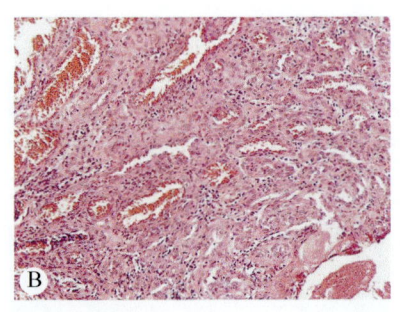

图 85　EMR 组织切片（HE）

A. 呈息肉样，顶部凹陷可能活检所致，表面无被覆腺上皮，血管管腔明显扩张；B. 高倍，见毛细血管扩张、增生、间质内炎性细胞浸润及成纤维细胞增生，提示为肉芽肿

淋巴管瘤
lymphangioma

本病系淋巴管扩张和粗大的间质，纤维性隔壁所形成的良性肿瘤。病理学分为单纯性淋巴管瘤、海绵状淋巴管瘤、囊泡状淋巴管瘤。小肠多见海绵状淋巴管瘤。空、回肠发病无差别，随着胶囊内镜、气囊内镜的普及，发现概率会有所增加。

【内镜所见】

黄色至白色界线清楚的肿瘤，大小多在 5～15mm，活检钳压迫易变形，Cushion 征（+），病变发生在黏膜下，则呈现为黏膜下肿瘤样改变，病变在黏膜固有层，表面则呈白色微小点样改变，有时表面可见有微小血管走行（图 86）。

【鉴别诊断】

需鉴别的疾病有脂肪瘤、淋巴管扩张症、滤泡性淋巴瘤。

二、小肠肿瘤性疾病

脂肪瘤：呈黏膜下肿瘤呈淡黄色（图87），多为单发，常见于末端回肠。

CT表现为脂肪组织密度（图87、图88），MRI-T1强调像为高密度。

淋巴管扩张症：由于淋巴液淤滞导致淋巴管扩张。

先天性淋巴管形态异常、炎症等其他原因致淋巴管闭塞。

肝硬化、心功能不全，血液回流障碍使淋巴管内压增加而发病。临床表现为蛋白漏出性胃肠病，内镜表现为散在分布的白点，管腔内弥漫分布（图89），或有白点的黏膜下肿瘤样形态，造成与淋巴管瘤鉴别困难。

滤泡性淋巴瘤：为低度恶性B细胞淋巴瘤的一种，从十二指肠至上部空肠，白色绒毛和白色小隆起，在形态上容易鉴别（图90）。

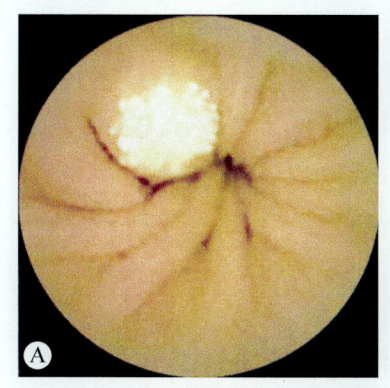

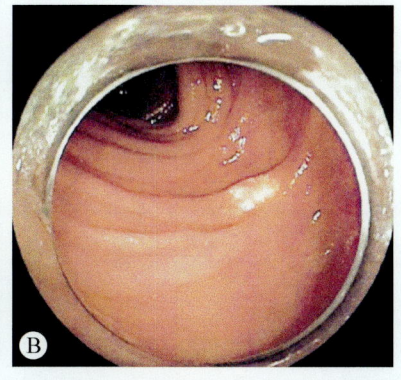

图86　内镜所见：淋巴管瘤

A. 胶囊内镜所见：黄白色境界清楚肿瘤样改变；B. 气囊小肠镜所见

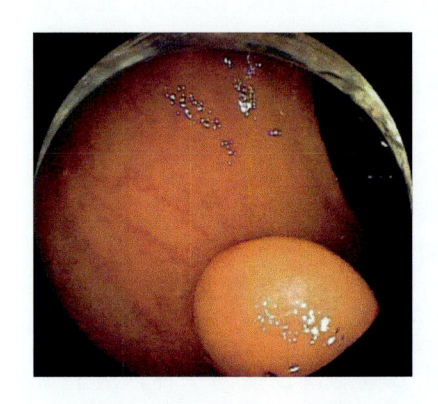

图 87　气囊小肠镜：脂肪瘤
表面黏膜正常稍发黄黏膜下肿物 Cushion 征（＋）

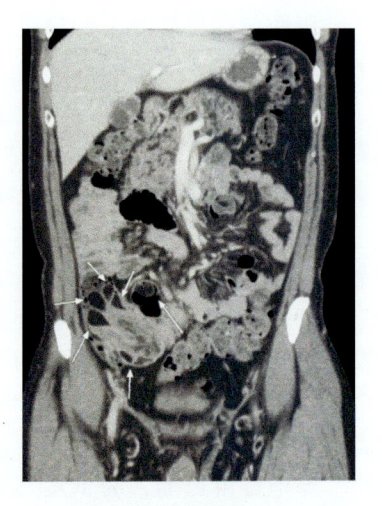

图 88　脂肪瘤 CT
管壁低脂肪密度的肿物

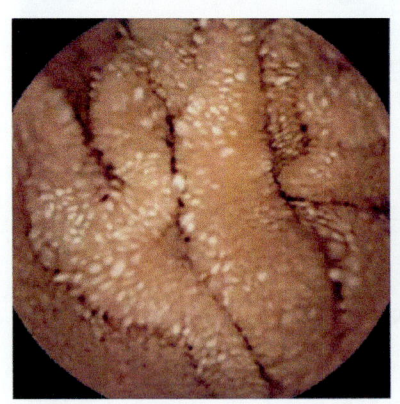

图 89　弥漫性淋巴管扩张症
弥漫分布的白点

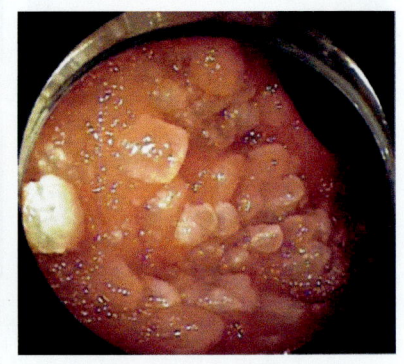

图 90　滤泡性淋巴瘤
略有透明感的小聚集隆起

【治疗原则】

淋巴管瘤多无症状，原则上不必治疗。也无恶变报道，当出现很少见的出血时，则需予以相应治疗。

三、小肠血管性疾病

消化道血管病变使用名 angiodysplasia、angioectasia、telangiectasia、vascular ectasia、Dieulafoy's lesion、arteriovenous malformafion（AVM）多种命名，定义含糊。同一病变使用多种命名，而同一命名上又用于不同病变，造成如此混乱的原因是没有标准命名方法，不同疾病在组织学上又相互重叠，内镜所见并非只限于特殊疾病。随着对病变的认识与医疗技术的进步，出现了多种分类方法。动静脉畸形与动静脉瘘，被认为动静脉的异常交通，所谓交通又系功能上血行动态异常，在病理形态上并非容易确定。然而消化道的血管性病变，除了病态上完全不同的静脉瘤、血管瘤之外，在病理组织学有：①具有静脉与毛细血管特征的病变——扩张膨大的为血管扩张（angioectasia）；②具有动脉形态的为 Dieulafoy's lesion；③具有动脉与静脉病变畸形的为血管畸形（arteriovenous malformation, AVM），如此，则可分为三类。

【内镜所见】

根据上述病理组织学分类，矢野、山本依肉眼所见有无搏动，进行分类（图91）。

1a型：点状发红，内镜观察时多无出血但可伴出血，有无病理意义尚有争议，但找不到其他出血源且存在缺铁性贫血患者，应考虑本型可能是原因，在大量出血时，则难以考虑为1a型，应检查有无其他原因（图92）。

1b型：图93，图94 斑状发红，内镜观察时多无出血，有时可伴有出血，检查贫血者偶然发现，病理意义很少。

三、小肠血管性疾病

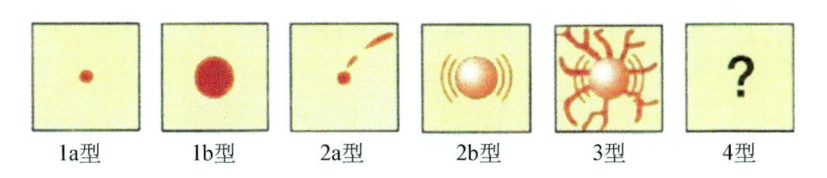

| 1a型 | 1b型 | 2a型 | 2b型 | 3型 | 4型 |

图91　小肠血管性病变的内镜分类（矢野－山本分类）

1a型：点状发红，无出血或渗血；1b型：斑状（数毫米），发红，无出血或渗血；2a型：不足1mm，点状，有搏动出血；2b型：搏动性隆起，周边血管不伴扩张；3型：搏动性隆起，伴周边血管扩张；4型：无法归入上述分类者

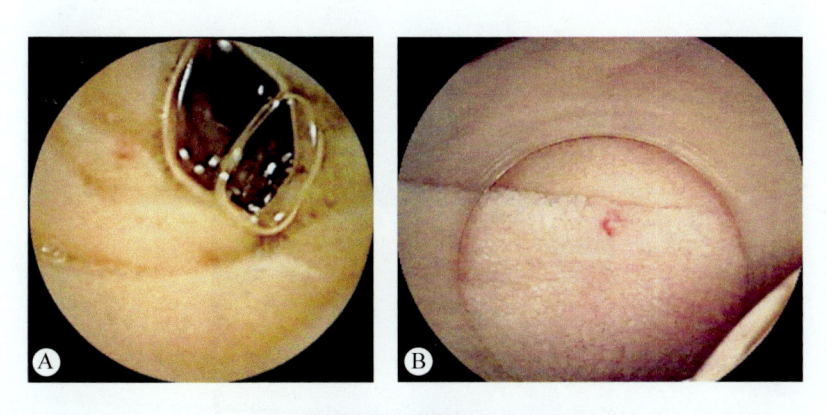

图92　内镜所见

A. 因患缺铁性贫血而行胶囊内镜，在空肠发现小的静脉，毛细血管畸形，病变肛侧有黑色含血肠液。B. 气囊小肠镜：插入时见少量含血肠液，浸水观察见点状1a型病变

2a型：搏动性出血的点状病变，属具有内弹力板小动脉特征的异常血管出血，但检查时见出血较难，常已自然止血，内镜难以看到，且在6m长小肠中发现几乎不可能，需多次检查，才有可能发现（图95）。

2b型：图96搏动性红色隆起，伴搏动性出血，淡红色小的病变，血止后很难发现。

3型：图97红色搏动性隆起，伴周边血管扩张。

4型：无法归入以上分类者。

胶囊内镜每秒拍两张照片也无法确定有无搏动性，因此内镜下对这一分类的应用应该注意。

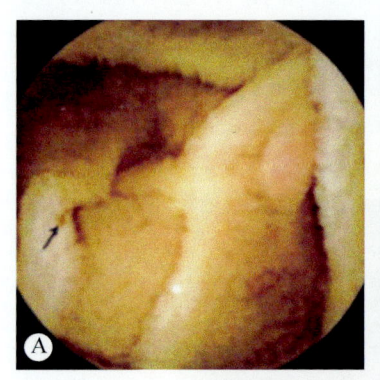

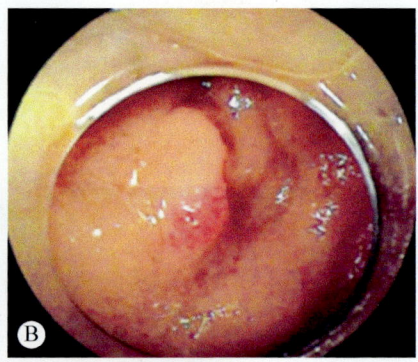

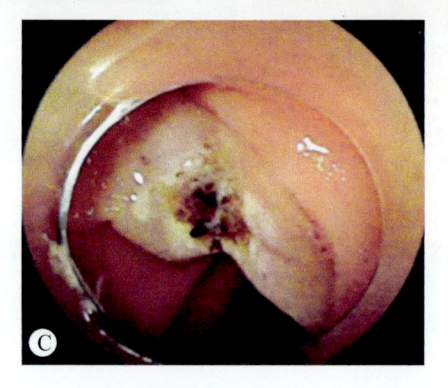

图93　1b型

A. 因黑粪行胶囊内镜，见空肠有斑状血管发红，远端有含血黑色肠液；B. 气囊小肠镜：过十二指肠悬韧带5cm见血管性病变1b型；C. 经APC治疗

三、小肠血管性疾病

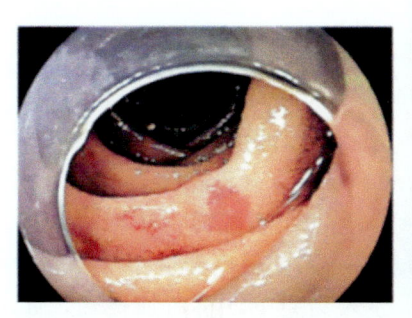

图 94　气囊小肠镜
空肠血性肠液及 1b 型病变

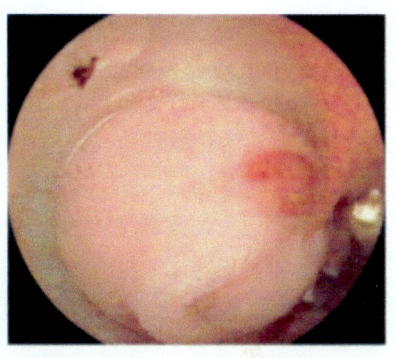

图 95　气囊小肠镜
空肠血性肠液 2a 型血管性病变

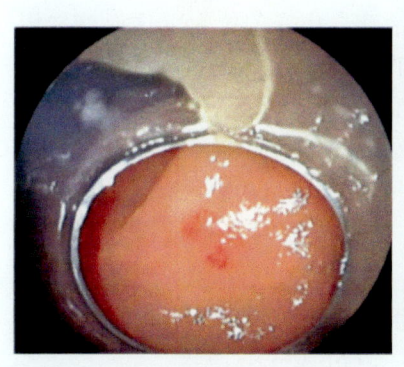

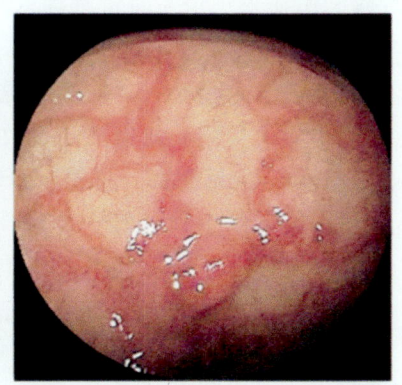

图 96　空肠见搏动性发红隆起 2b 型病变

图 97　回肠见搏动性隆起，伴周围血管扩张为 3 型血管性病变

【鉴别诊断】

1 型：静脉或毛细血管特征性病变（angioectasia）。

2 型：具有动脉特征性病变（Dieulafoy's lesion）。

3 型：具有动、静脉特征的病变（AVM）。

4型：有静脉曲张、血管瘤、淋巴管瘤、GIST，鉴别要依靠 EUS，增强 CT 协助。

【治疗原则】

小肠血管性病变的治疗是最困难的，首先是能否看到病变，一次看到若不标记再次检查则易漏诊，因此一旦看到病变应马上予以标记，确定位置后要送入外套管，以确保操作。

1a 型：出渗血应用 APC 烧灼，由于小肠壁薄，注意切勿穿孔，一定要注水垫。由于此型为点状，瞬间通电即可。

1b 型：浅烧灼后将生理盐水注入黏膜下，再追加烧灼，如治疗中有出血可注入生理盐水加肾上腺素，控制后再行烧灼。

2 型：由于是搏动性出血，采用结扎黏膜下异常动脉是最好的方法，但要准确。确定出血点，采用浸水观察法是有效的（肠腔内注水，出血时可见到一丝丝出血点。）

3 型：若病变小可经内镜下治疗，病变若过大可选血管造影下栓塞或手术治疗，一般搏动而隆起病变，在其下方为流入动脉，小心地应用止血钛夹是有效的。

4 型：少见病变，可依检查结果确定选择治疗方法。大量小肠出血，而全小肠又看不到病变，未见有 1a 型，2 型又有自然血止的可能性，应向患者说明在下次出血时复诊，行急诊检查的必要性。

此外还要记住血管性病变有同时多发及异时多发的可能，治疗后一定要随诊观察。

遗传性出血性末梢血管扩张症

hereditary hemorrhagic telangiectasia（HHT）

本病具有常染色体显性遗传，在皮肤、黏膜及内脏有多发性末梢血管扩张，反复出血三大主要征候。

推测每 5000～8000 人有 1 人发病，确定为 ENG（*Endog-*

lin）、*ACVRLI*（*ALKI*）、*SMAD4* 三种基因变异所致，临床诊断标准已将 Curago 标准列为国际应用标准（表 1），1/2 以上在未满 20 岁时发病，死亡率 2%～4%。死亡原因多数报告认为脑、肝、动静脉畸形起因的继发感染所致。

HHT 有 40% 病例在消化道任何部位都可存在，近年由于小肠内镜普及，本病在小肠的出血病例有所增加，通常消化道发生出血在 50 岁以后，随年龄增高出现重症者也增加。

表 1　HHT 的临床诊断标准（Curago 标准）

（1）鼻出血：自然而且反复
（2）末梢血管扩张：口唇、口腔、手指、鼻
（3）内脏病变：胃肠末梢血管扩张，肺、脑、肝、脊髓动静脉畸形
（4）家族史：家族中有一位父或母诊断为 HHT 者

确诊：存在 3 个以上条件。
可疑：存在 2 个条件。
可能性小：仅存在 1 个条件

【内镜所见】

由于 HHT 是毛细血管扩张，故对黑粪者不仅行上、下消化道内镜检查，还应积极行小肠镜检查，胶囊内镜侵袭小、安全，对发现病变分布也是有用的（图 98、图 99）。

内镜所见分类多应用矢野、山本分类。（图 91 2a 型、2b 型），因 *SMAD4* 基因异常而发病的 HHT，可出现年幼型息肉病，遗传性出血性末梢毛细血管扩张症重叠症候群，即可与年幼型息肉病合并，发现大肠年幼型息肉病时应注意有否合并本病，此点值得注意。

【鉴别诊断】

与 HHT 以外的血管畸形鉴别是困难的，反之只要有血管畸形就应想到有 HHT 的可能，家族史及消化道以外有无末梢血管扩张、动静脉血管畸形，有助于确诊。

【治疗原则】

小肠血管畸形使用小肠镜下行 APC 凝固治疗是有效的（图98C）。HHT 系全身疾病，故效果不会持久，多出现新的病变，故要定期随诊。有报道使用雌激素和凝血酶能改善血管内皮细胞功能，见于应用在鼻出血治疗上，若出血致贫血，除进行出血灶的寻找外可给予铁剂治疗。

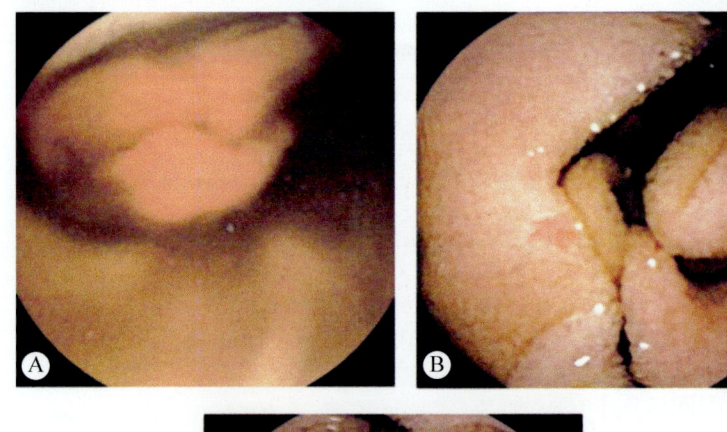

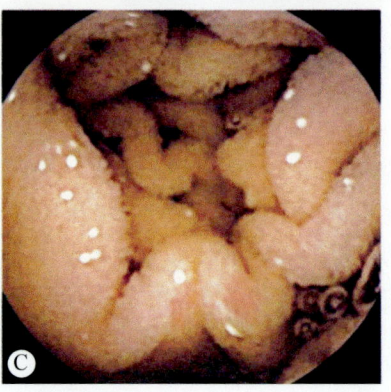

图 98 胶囊内镜：因反复鼻出血致贫血，行胶囊内镜检查
A. 十二指肠至空肠有血性肠液。B，C. 上部空肠见多处 1b 型血管病变

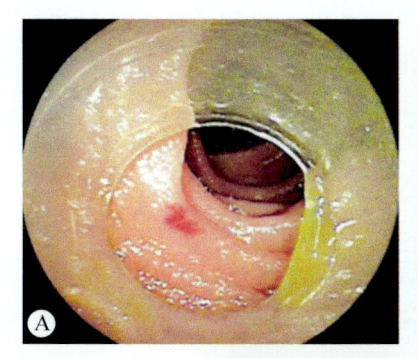

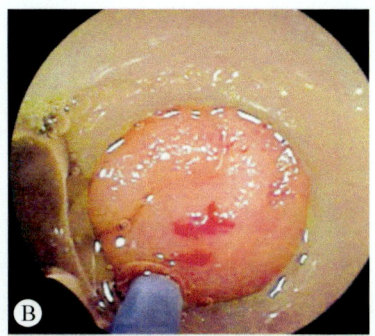

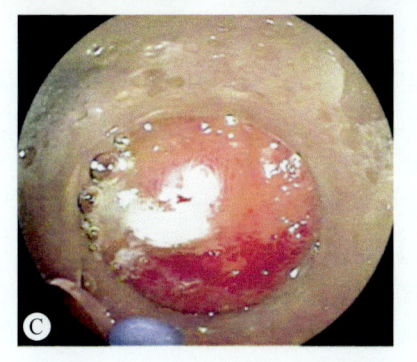

图 99　气囊小肠镜、经口插镜

A，B. 从十二指肠至空肠有多处 1b 型病变；C. 共 3 处 1b 型病变行 APC 治疗，治疗后贫血好转

小肠静脉曲张
varices of small intestine

小肠静脉曲张极为罕见，但气囊小肠镜及胶囊内镜应用以来，报道例数有所增加。检索日本中央杂志，1983－1996 年每年 1～4 例报道，而 2005－2010 年则每年报道 20～40 例，这一变化并非由于发病率增加，而是因诊断手段变化的缘故。

肝硬化伴门静脉高压症以外，外科手术和腹部外伤后亦可见，当上、下消化内镜检查消化道出血病因时应想到该病的可能。

掌握血行状态行 CT 检查十分重要。当大量出血可行血管造影、B-RTO，甚至急诊手术。有可能择机进行处理时，要确定有无肿瘤病变和血行状态，研究有无可能行 B-RTO。若不能行 B-RTO，则改用球囊小肠镜然后再移行至治疗。B-RTO 有可能时，随诊观察应备有胶囊内镜以至气囊小肠镜。

【内镜所见】

蛇行屈曲正常色泽透有蓝色，并有充盈紧满感的黏膜下连续性的隆起，与食管胃静脉曲张外观类似。对近期有出血史者，勿遗漏白色血栓及红色血栓征。

【鉴别诊断】

巨大淋巴管瘤与静脉曲张在肉眼下鉴别时有困难，但淋巴瘤仅在一处少见，而是同样病变散在分布，小的淋巴瘤与静脉曲张也稍有不同，若其周边有散在病变则多考虑为淋巴瘤。

【治疗原则】

荒木采用钛夹与硬化剂并用的方法。首先确定血流方向，虽多记载血流从肛侧向口侧，但仍要以超声多普勒确定。然后确定从何处穿刺，要想到，可能是几条曲张静脉，应从口侧最近点开始。

准备钛夹：决定夹何处，图 100（A、B）有两个条件：①可以在肠管全周钳夹；②钳夹后扩张明显处就是穿刺点，明确血流方向后，尽可能在流出道肠管再夹几个钛夹，这样会比较容易穿刺。如有可能可用 EUS 确定。

钛夹位置夹准后，流出道受堵，流入道血管迅速扩张，然

三、小肠血管性疾病

后在扩张的静脉上穿刺。

硬化剂：在扩张血管内注入 5% EO，或乙氧硬化醇也可在 X 线透视下确认，加显影剂再注入，这样可确认，并非注入侧支小血管中。注射硬化剂后不要立即拔针，要等 2~3 分钟，则不会造成穿刺点出血。

组织黏合剂：拔出注射硬化剂针孔若出血则可更换组织黏合剂，同治疗食管、胃静脉曲张，同样拔针也要等 1~2 分钟（图 100 至图 102）。

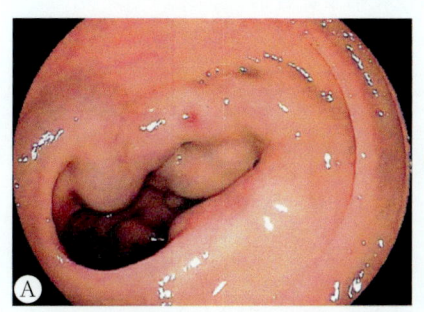

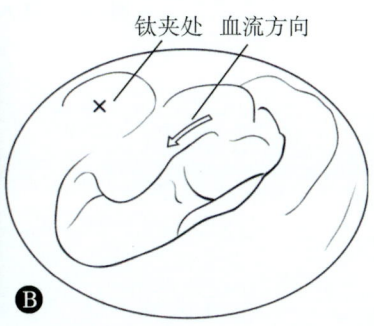

图 100　确定钛夹钳夹部位

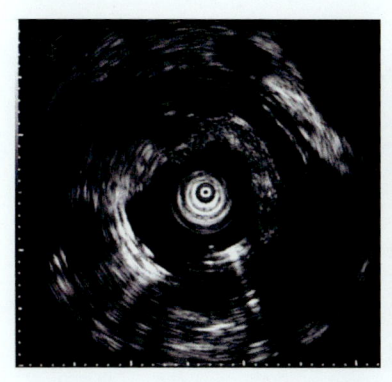

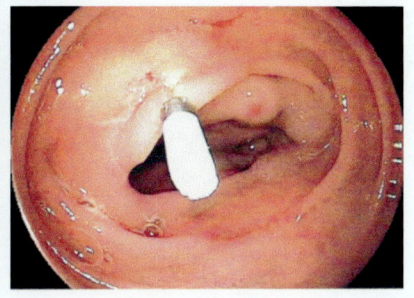

图 101　流出道被夹后前部液入血液血管扩张及 EUS 确定血流

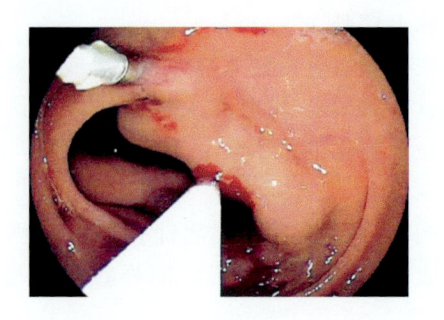

图 102　注入硬化剂及黏合剂

四、小肠其他疾病

梅克尔憩室
Meckel diverticulum

梅克尔小肠憩室是在1809年由德国医师Meckel首先报道,此后称为梅克尔憩室,是消化道畸形中最多见的一种疾病,尸检发现率为2%。

特征:①距回盲瓣60~100cm;②受肠系膜上动脉及分支残留的卵黄动脉供血;③其周围的肠管血供则来自回肠动脉。

【内镜所见】

气囊小肠镜下见自回盲瓣至回肠1m范围,所见在肠系膜附着的对侧壁凹陷性病变皆称为梅克尔憩室。憩室深度各异,但要特别注意不要遗漏浅的憩室。若在同一部位见到隆起息肉样改变应想到是否为憩室的黏膜膨出,要追加后续的检查,切勿立即决定电切。

【鉴别诊断】

重复肠管通过上述三个特征加以鉴别。憩室向肠内翻转膨出时应与息肉鉴别。

检查:消化道出血、贫血者,经上、下消化道内镜检查仍不能查明原因者,当疑本病,特别是年轻人,应考虑本病之可能。

(1) 气囊小肠镜:应选择经肛的通路,一定要插镜至回盲瓣1m以上,较其他小肠疾病检查容易(图103A,B)。切记不要用内镜前端盲目推压憩室底部以防穿孔。每个憩室大小深浅不同，一定要确认是正常肠管还是肠道以外的管腔。

（2）小肠造影：经口双重气钡造影常因小肠互相重叠而造成诊断困难，应选用气囊小肠镜下选择性注入造影剂则能拍摄非常漂亮的影像（图104）。

（3）小肠镜下超声内镜：对鉴别息肉抑或憩室内翻转膨出是有用的，通过确定有无固有肌层来区分是否为脂肪瘤（图105，图106）。

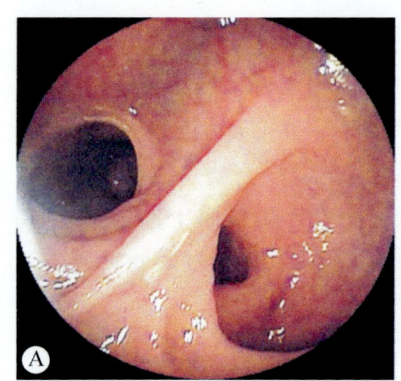

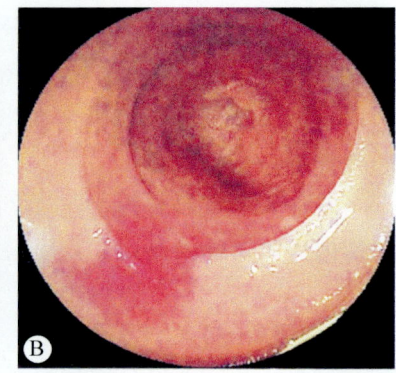

图103　气囊小肠镜
A. 梅克尔憩室；B. 憩室内溃疡瘢痕

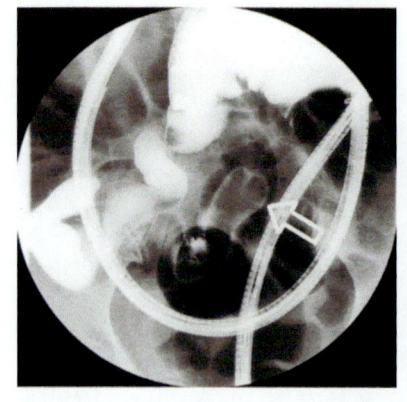

图104　小肠镜下选择造影（箭头所示憩室）　　图105　小肠憩室翻转

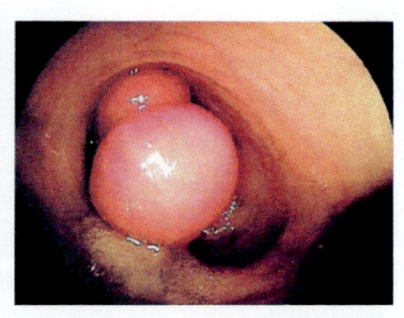

四、小肠其他疾病

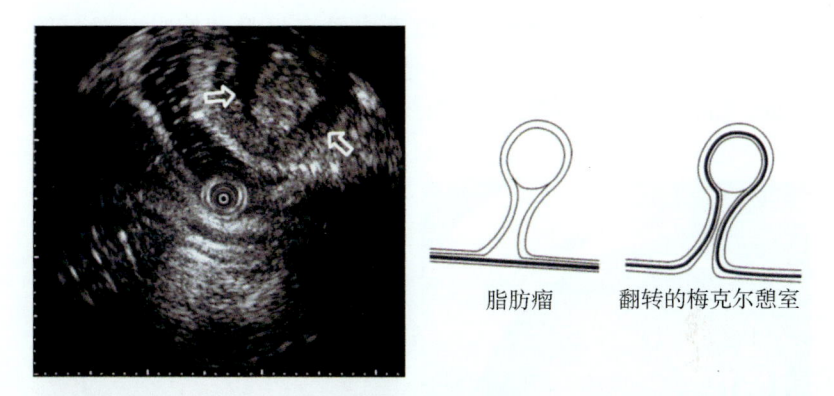

图 106　EUS 见翻转憩室：隆起内部有固有肌层；示意图：脂肪瘤与翻转憩室的不同

小肠憩室（不含梅克尔憩室）
small intestinal diverticulum

消化道憩室中小肠憩室是比较少见的，小肠憩室中以梅克尔憩室发病率最高。除此之外皆为假性后天性憩室。发病率在尸检资料为 0.3%～4.5%，X 线造影资料为 0.5%～2.3%。假性憩室系肠管过度蠕动，内压增高，肠黏膜在肠壁薄弱处膨出所致，多发生在肠系膜附着对侧，以及在入肠动脉较粗的上部空肠，下部回肠易发生。

小肠憩室 71% 发生在空肠，回肠占 29%，空肠憩室 87% 在距十二指肠悬韧带 100cm 之内，回肠憩室则发生在距回盲瓣 50cm 以内占 86%。

小肠疾病内镜诊断

【内镜所见】

小肠憩室内镜报道较少，胶囊内镜多仅见憩室开口处（图107A），胶囊内镜有时会造成在病变处嵌顿。气囊小肠镜依插入途径不同，而有所不同，胶囊内镜有时还会有胶囊在大憩室滞留的可能。

气囊小肠镜：确认憩室开口部，尚可观察憩室内情况（图

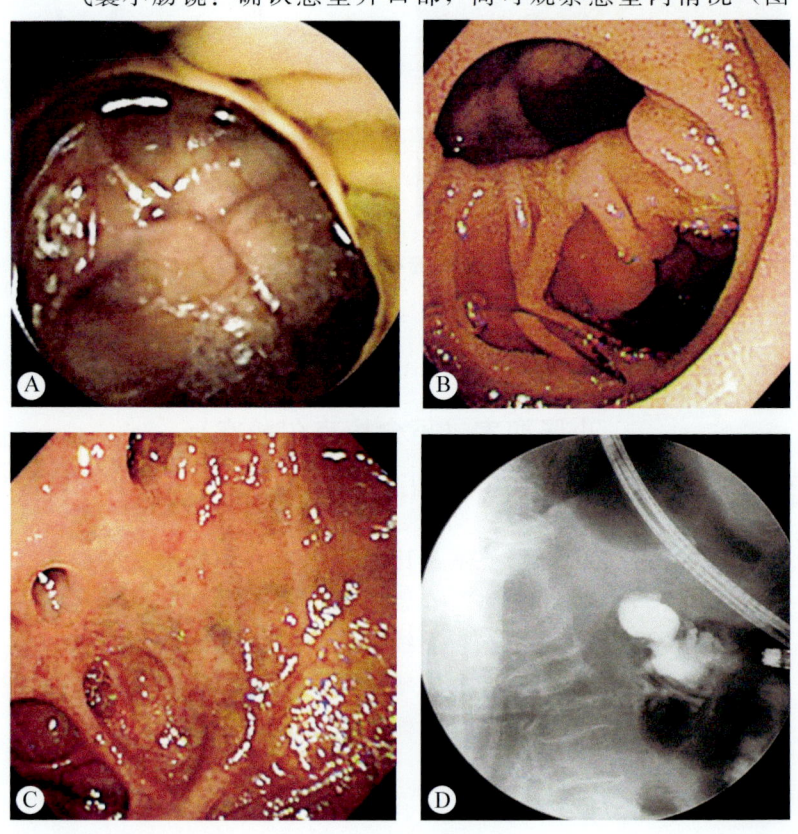

图 107　小肠憩室

A. 胶囊内镜：空肠憩室，憩室内有黏膜绒毛缺损；B, C. 单气囊小肠镜：十二指肠悬韧带肛侧空肠憩室；D. 单气囊小肠镜下注造影剂，显示 2cm 大小憩室

107B，C），若有憩室炎则见有发红的炎性改变，若为出血源可见憩室内溃疡或血管性病变（图108A，B），对憩室内血管性病变导致出血者，有报道采用钛夹治疗，此外气囊小肠镜还可在镜下选择性肠管造影（图107D）。

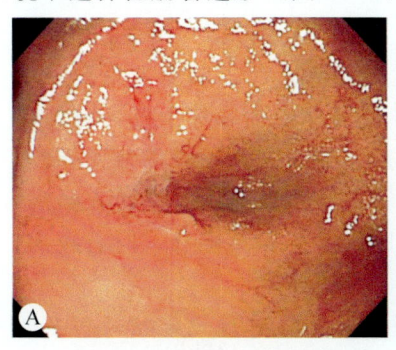

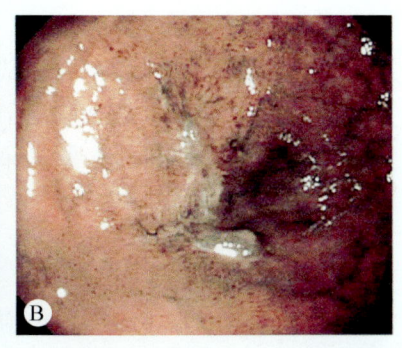

图108　憩室内所见
A. 小肠镜下空肠憩室，内有溃疡，可能为出血源；B. NBI像

【鉴别诊断】

本病过去多诊断为原因不明的肠穿孔、肠梗阻、急性阑尾炎等，以致急诊手术，若非紧急情况可选气囊小肠镜、CT、小肠X线造影以利鉴别。

梅克尔憩室多在距回盲瓣60～100cm的口侧回肠，肠系膜附着对侧发生，鉴别比较容易。与克罗恩病、肠结核、非特异性多发性小肠溃疡等相鉴别，由于瘢痕收缩造成憩室样改变，若参照其他所见，鉴别还是可能的。

【治疗原则】

小肠憩室者多无症状，无须特别治疗。有出血的病例，采用气囊小肠镜确定出血部位后可行治疗，先行止血夹止血，止血困难者可行血管栓塞术。

憩室炎时，禁食、抗生素等非手术治疗，形成脓肿则考虑外科治疗，发生肠套叠、肠梗阻应立即外科治疗。

蛋白漏出性胃肠病（不含肠淋巴管扩张症）
protein losing enteropathy

蛋白质的吸收有各种各样代偿系统，所以临床上蛋白质吸收并不构成问题，蛋白吸收障碍也很少成为临床上的问题，但分子量小的白蛋白和 IgG 型免疫球蛋白，易从血管内流入管腔。故临床上也常会遇见蛋白流入肠管，即所谓蛋白漏出性胃肠病，主要症状为水肿，多以颜面和下肢水肿为主要症状，时有腹泻、腹胀或出现胸腔积液或腹水。

诊断比较困难，除低蛋白血症外，少有自觉症状，表 2 所示蛋白漏出症在各种疾病过程中发病，勿漏诊极为重要。

表 2 蛋白漏出症的原因

1. 胃病

    胃黏膜肥厚症
    胃息肉病
    糜烂性胃炎

2. 小肠、大肠疾病

    肠淋巴管扩张症
    肠结核
    恶性淋巴瘤
    非特异性多发性小肠溃疡
    过敏性胃肠病
    麦胶过敏性肠病
    Whipple 病
    克罗恩病
    溃疡性大肠炎
    Cronkhite-Canada 综合征
    淀粉样变性

续表

3. 心脏病

　　缩窄性心包炎
　　淤血性心功不全
　　Fontan 术后
　　黏液性水肿

4. 其他

　　肝硬化腹水
　　红斑狼疮
　　Sjögren 综合征
　　过敏性紫癜
　　低 γ 球蛋白血症
　　腹膜后纤维增殖病
　　胰腺癌
　　巴德-吉亚利综合征

检查：

定时的血清白蛋白核素^{99m}Tc 人血清白蛋白扫描与 $α_1$ 抗胰蛋白酶平衡试验，前者方法较简单，可推测蛋白漏出和部位。

后者能确定消化道内蛋白漏出的量，这一定量是不可缺的。可用于估计病情，每日＞13ml 则为异常。抗胰蛋白酶易被胃酸分解，当检查胃黏膜肥厚症时，需要试验前服 PPI，然后始能检查。

【内镜所见】

黏膜上杂乱分布白点绒毛，黏膜水肿，疑为淋巴液淤滞，伴有表 2 列出的 1～2 种疾病（图 109 至图 112）。

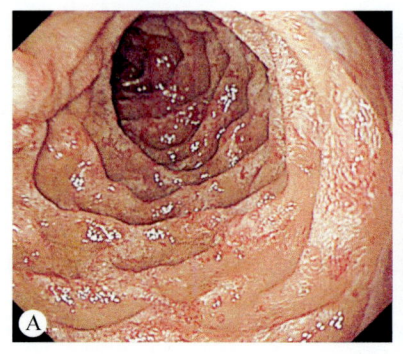

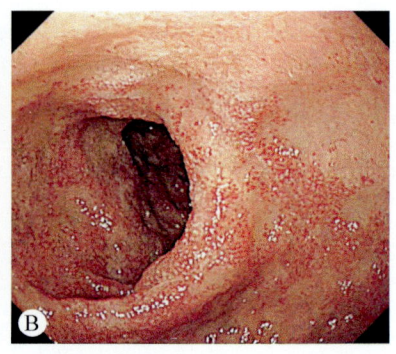

图 109　门静脉高压症小肠镜所见

A. 斑状发红，黏膜皱襞水肿，皱襞顶部白色绒毛；B. 点状红斑为绒毛静脉扩张所致，白色为淋巴管扩张呈马赛克状排列

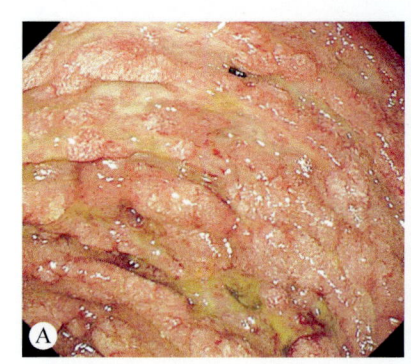

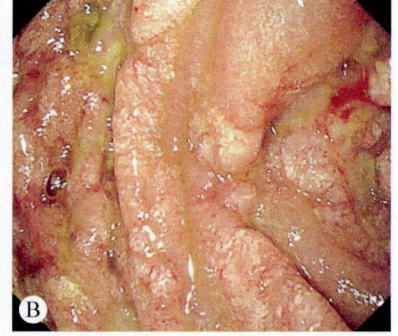

图 110　出血性紫癜小肠镜所见

A. 弥漫发红，其中见有白色绒毛以及与皱襞走行一致的横向溃疡；B. 黏膜水肿，皱襞上有横向溃疡，发红

四、小肠其他疾病

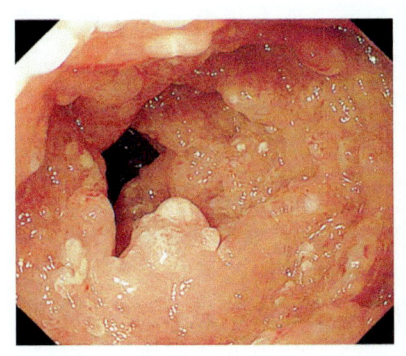

图 111　Cronkhite-Canada 综合征

黏膜透明感，高度水肿，大小不等隆起，表面部位有白色绒毛，表面构造不清楚，可呈铺路石样改变

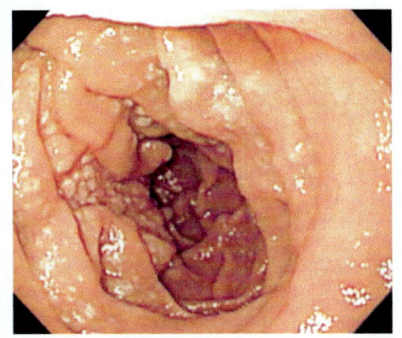

图 112　恶性淋巴瘤

无数隆起及微小隆起，呈微细白色颗粒

肠淋巴管扩张症
intestinal lymphangiectasia

淋巴管扩张症是由于淋巴液回流障碍，淋巴管内压增高使淋巴管显著扩张导致淋巴液及蛋白流入肠腔的一种疾病。提示有先天异常或后天原因所致，可见于乳幼儿至高龄者。可能原因：①先天异常或感染，炎症（结核、胶原病、放射线损伤）；②肿瘤或腹膜后纤维增殖症，机械性压迫淋巴管；③右侧心功能不全或缩窄性心包炎、肝硬化，使静脉压、门静脉压上升继而导致淋巴管内压上升。

有明显发病原因者称为继发性，不明原因者称为原发性。

本病为蛋白漏出性胃肠病具有代表性的一种疾病，有水肿、腹泻、腹痛、乳糜性腹水、胸腔积液、低白蛋白血症、低γ球蛋白血症、低钙血症等表现。由于末梢血淋巴细胞流向肠腔，使免疫功能下降，导致易感染和发生恶性肿瘤。

【内镜所见】

青柳提出共有白色绒毛（white villi）、喷洒样白点、白色小隆起及黏膜下肿瘤样隆起四型。内镜所见的差异性与扩张的淋巴管所在部位的病因有关，即白色绒毛、喷洒样白点、白色小隆起，主要是由于黏膜内淋巴管扩张；黏膜下隆起则是因黏膜下淋巴管扩张。但内镜下仅轻微所见，也可出现严重的蛋白漏出，因此所见与临床重症度并非一致，十二指肠发病率最高，但仅在空肠、回肠存在病变者亦可出现临床症状。

【鉴别诊断】

肠淋巴管扩张症多发现在十二指肠、空肠，呈弥漫性白色斑点，故需与肠道滤泡性淋巴瘤鉴别。

肠滤泡性淋巴瘤发生为局限性，也可呈白色颗粒状或结节状多发白色隆起，而本病则呈弥漫性。

此外尚须与肠息肉鉴别，虽息肉也可呈多发隆起，但表面有无白色颗粒是重要的鉴别点（图113至图116）。活检可以明确诊断。

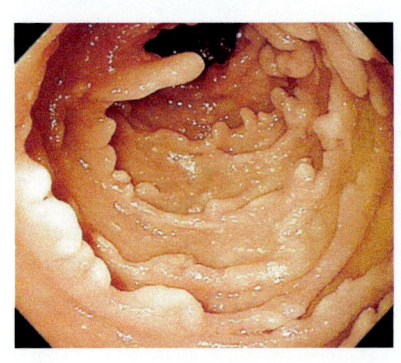

图113 上消化道内镜所见：十二指肠降部至水平部见多发息肉样隆起，其中间黏膜上有散在白色点

四、小肠其他疾病

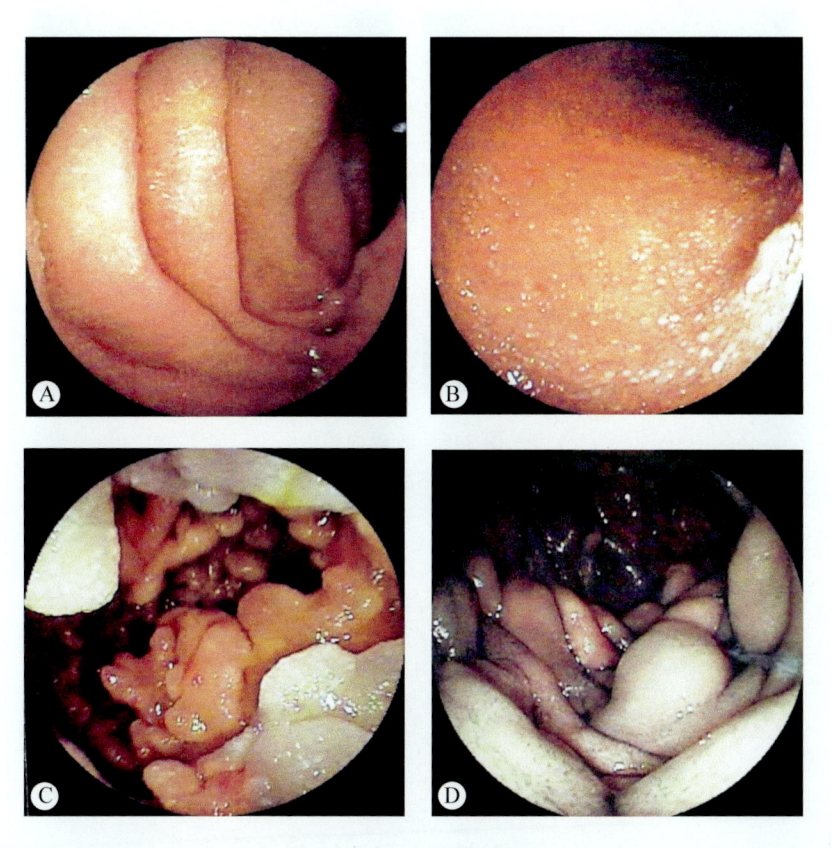

图 114　气囊小肠镜所见

A. 白色绒毛弥漫性以皱襞上为主的浅白色黏膜；B. 散在白点及集聚小白点；C. 白色小隆起界线清楚，圆形，扁平，孤立性分布；D. 黏膜下肿瘤样隆起，在皱襞上肿大，表面未见白色变化

【治疗原则】

继发性淋巴管扩张应治疗原发病。

由于脂肪摄入淋巴管，会使淋巴管内压增高，故饮食上应

小肠疾病内镜诊断

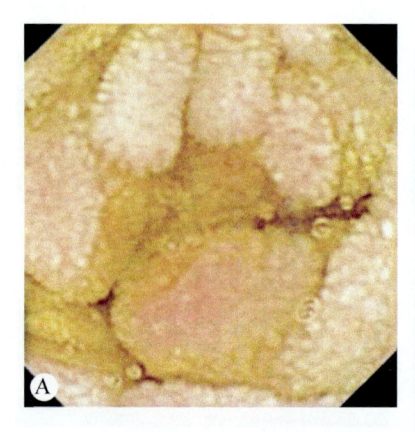

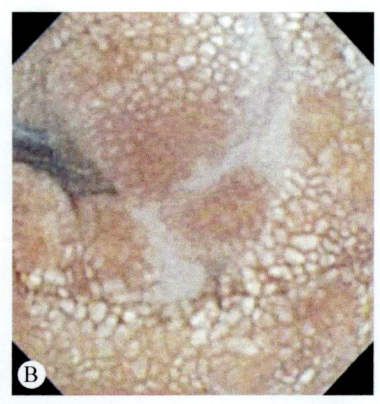

图 115　胶囊内镜
A. 空肠部息肉样多发隆起，黏膜呈白点附着在绒毛上；B. 内镜下见乳糜液漏出

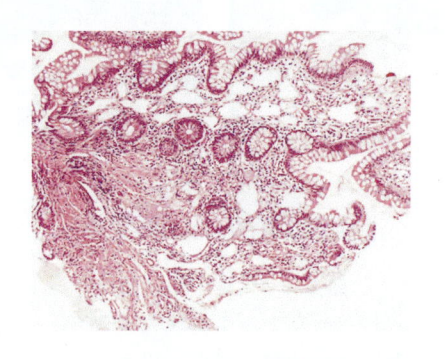

图 116　病理切片：轻度慢性炎性细胞浸润，黏膜固有层内弥漫，多数淋巴管扩张

进低脂肪食物，使门静脉吸收的中性脂肪减少，从而降低淋巴管内压。

治疗可采用药物疗法，如激素、生长抑素类、抗纤维蛋白等，虽报道有效，但停药后多复发，且疗效也未肯定。

小肠气囊肿
pneumatosis cytoides intestinalis（PCI）

小肠气囊肿系指在肠管黏膜下或浆膜下形成的多发含气性囊肿，是比较少的疾病。

发病机制不明，多在肠梗阻手术时、内镜检查时、慢性呼吸系统疾病、暴露在有机溶媒、胶原病、应用免疫抑制治疗、服用山梨醇、服用过多产生二氧化碳饮品等，使肠管内压增加等原因。近年指出在使用 α-葡糖抑制剂有关。小肠、大肠皆可发病，但小肠发病多与胃、十二指肠溃疡致幽门狭窄有关。

主要症状是腹泻、腹胀、腹痛、血便等一般性症状，但多数无症状，偶然发现。

【内镜所见】

被覆正常黏膜软而光滑的多房性黏膜下隆起，多发者常见，亦可见表面发红。由于隆起内部有气体，活检时气体溢出隆起立即消失为其特征性改变（图117，图118）。

【鉴别诊断】

单纯腹部 X 线平片及腹部 CT 筛查是有用的。X 线可见肠管壁及沿肠系膜侧呈葡萄样多房状透亮区。腹部 CT（肺野条件）确认有多发囊肿，但多发憩室也可呈上述所见，因此内镜检查必不可缺。

单纯腹部 X 线平片及 CT 有时疑似为游离气体而误认为消化道穿孔，以致行急诊手术，这是因浆膜气囊肿破裂所致，并非消化道穿孔，尽管腹部有游离气体，却缺乏腹部穿孔症状、

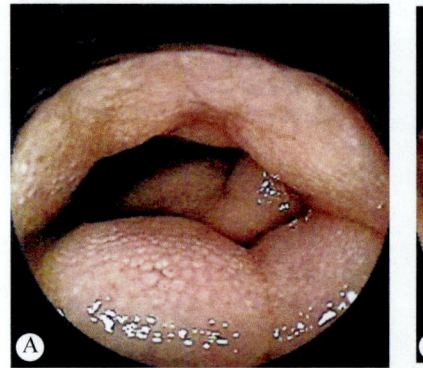

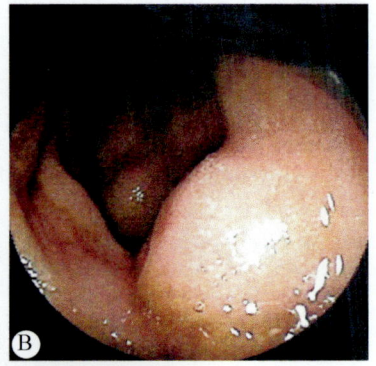

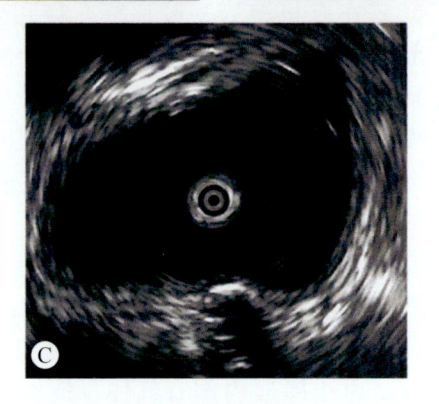

图 117　气囊小肠镜及 EUS 所见

A，B. 空回肠移行部黏膜水肿及黏膜下肿瘤样多发隆起；C. EUS，黏膜下含空气回声阴影

体征，此时应考虑到本病的可能。

内镜下需要鉴别的是黏膜下肿瘤，病变非常柔软，在某一区域连续多个，活检即塌陷。EUS 见肿瘤内部为气体，呈强回声影。

四、小肠其他疾病

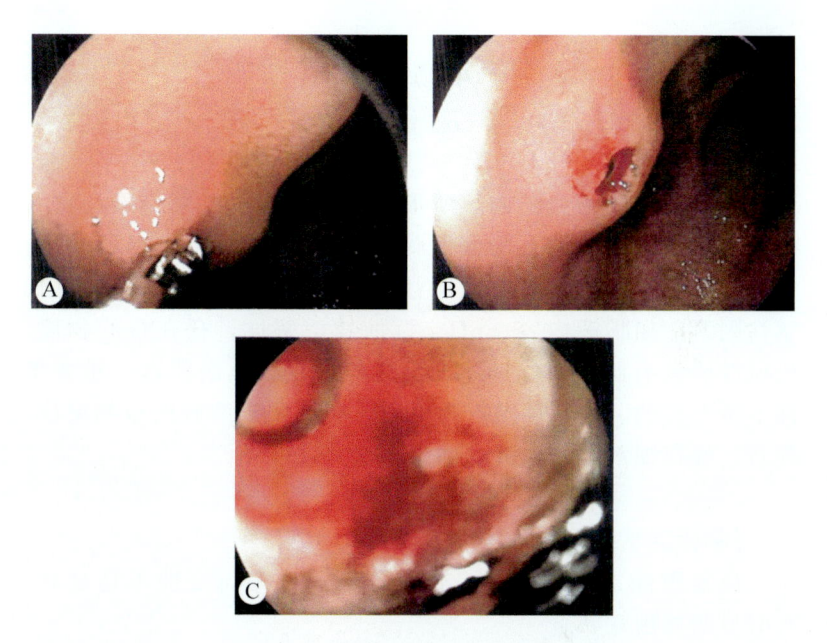

图 118　气囊小肠镜及排气现象
A，B. 活检后隆起消失；C. 充水后可见气泡排出

【治疗原则】

目前尚无一定的治疗规范，全身状态不允许者，首先为非手术疗法。有报道采用高浓度吸氧疗法，通常采用口罩吸入氧，维持动脉氧分压在 200～300mmHg，每天治疗数小时，维持 1 周，也有自然消退的报道，PCI 不直接危及生命，症状也非特异，时有腹部不适症状，尚无法说是早期诊断，可疑时，诊断比较容易，当有经常难以治疗的腹部不适时应考虑本病。

小肠结石
enterolith

小肠生理性肠分泌内容所形成的结石为真性肠结石，食入的其他物质形成的结石为假性肠结石。真性肠结石应以肠液为主要成分，在肠内形成，以胆汁酸、钙盐为主，形成原因有化学性因素，如肠液内容、pH、沉淀物溶解度，存在核心物质。机械性因素有肠狭窄、憩室、盲囊等，在肠液淤滞这一重要条件下所形成的。而假性结石为胃石、胆石、不溶解的植物聚块，粪石，残存钡剂等肠内沉淀物。

【临床症状】

反复腹痛、排便障碍、腹胀等，多为无固定性不适症状，有时呈肠梗阻症状。

【内镜所见】

小肠结石多伴有肠高度狭窄性病变，故不宜使用胶囊内镜进行诊断，以诊断与治疗结为一体的气囊小肠镜为好。检查前采用X线、CT，对决定气囊内镜检查是经口抑或经肛都是有用的。

内镜所见少有报道，结石形态取决于肠结石成分，如胆汁色，光而亮，或呈黑色有光亮的，气囊内镜通过困难时，可在局部行泛影葡胺选择性造影，在狭窄上方扩张的肠管内呈透亮区（图119～图121）。

【治疗原则】

气囊小肠镜普及前，基本选择的是外科手术去除结石及切除狭窄段。近年有人从内镜下取石，由于多伴有狭窄故取石后应行球囊扩张。若行外科手术亦应先在结石、狭窄处，注射墨汁标记部位，利于手术确定部位。

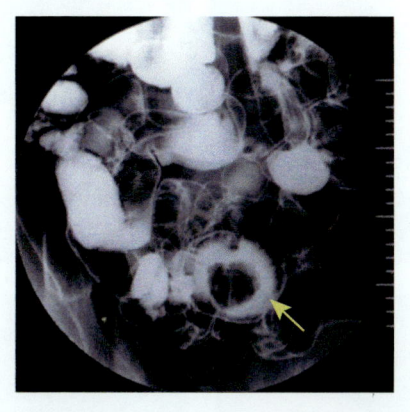

图 119　小肠气钡造影见骨盆内小肠有 30mm 透亮影（↑所示）

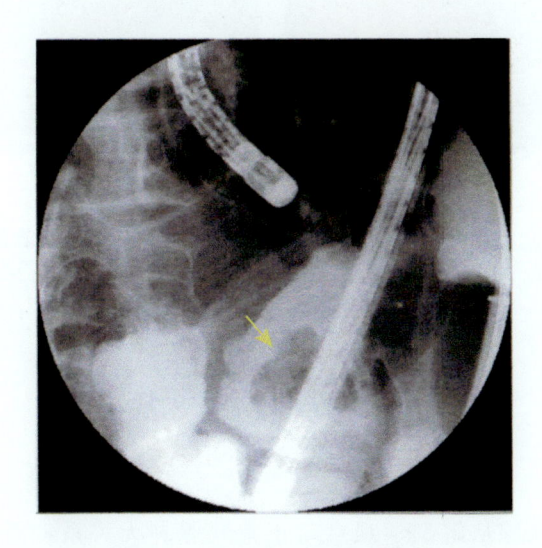

图 120　选择性泛影葡胺造影
狭窄部口侧扩张肠管内 40mm 可移动透亮区

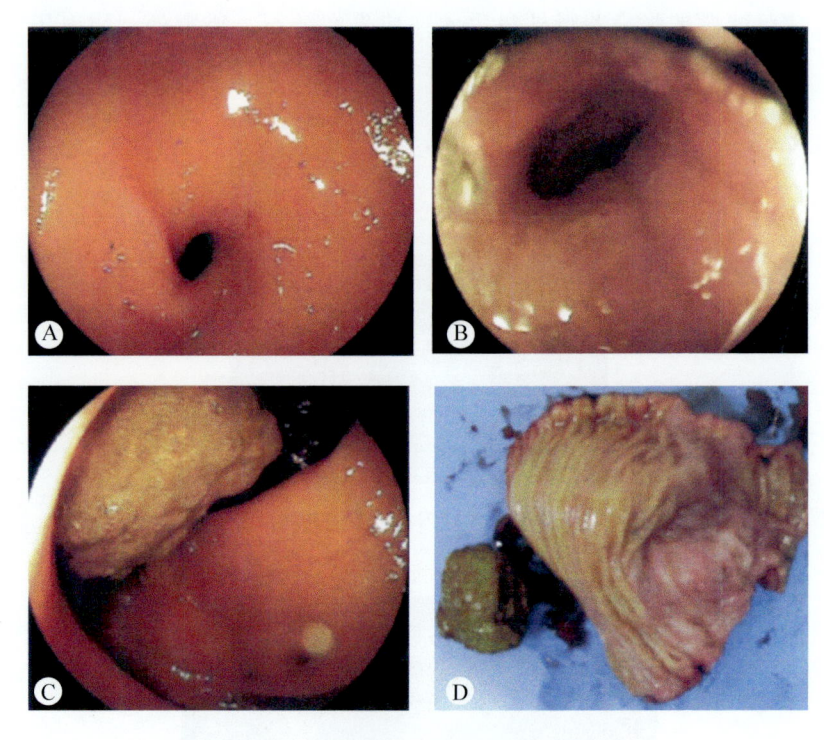

图 121　气囊小肠镜像——经肛插镜

A，B. 距回盲瓣 100cm 回肠狭窄；C. 见狭窄口侧黄色表面颗粒感的硬的结石；D. 外科手术切除标本，结石硬，为钙盐性真性结石

异位胰腺

heterotopic pancreas

　　异位胰腺从解剖学观点与正常胰腺并无关系，而是在供血血管支配不同的部位出现胰腺组织。其发生说法不一，胚胎期由背侧胰源组织迷入所致，因此异位胰腺多发生在胰腺附近器

官，胃及空肠好发，Barbosa 报道发生在十二指肠占 30.3%，胃 26.5%，空肠 16.3%，回肠 5.8%，梅克尔憩室 5.3%（图 122，图 123）。

组织学多采用 Heinrich 分类。Ⅰ型：有腺泡细胞、胰导管、胰岛，与正常胰腺组织相同；Ⅱ型：胰岛，只有腺泡、胰导管者（图 124）；Ⅲ型：仅有胰导管，其周围有平滑肌纤维增生者。多数无症状，时而发生出血、胰腺炎、梗阻性黄疸，极少数可能发生癌变。

【内镜所见】

表面被覆正常小肠黏膜，呈黏膜下肿瘤形态，顶部可以有凹陷，钳压之，硬（图 122，图 123）。

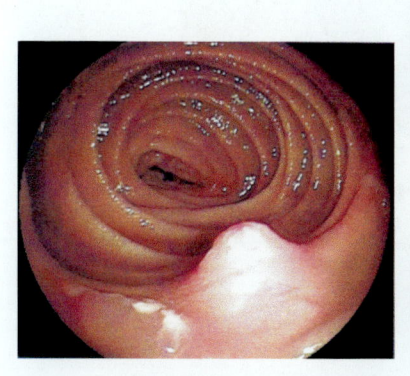

图 122　气囊小肠镜所见：空肠表面被覆正常黏膜的黏膜下肿瘤样隆起，顶部伴凹陷

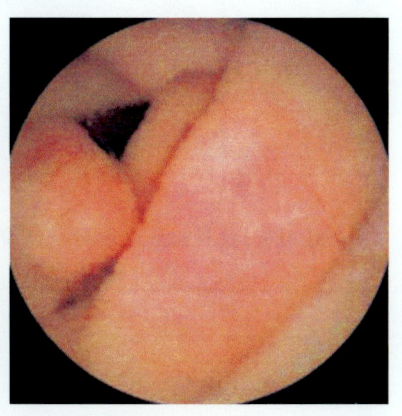

图 123　胶囊内镜：黏膜下肿物，顶部发红

【鉴别诊断】

应与所有呈黏膜下肿瘤形态者相鉴别，具体有 GIST、恶性

淋巴瘤、淋巴管瘤、血管瘤、脂肪瘤、类癌及 Brunner 腺增生等。

【治疗原则】

活检组织学诊断率低，大活检钳可能有用，当不能除外 GIST 时，为防止出血，行活检时应慎重，有时需依靠外科手术诊断。若无症状可行随诊观察，由于异位胰腺有癌变的可能，若超过 3cm 宜行手术切除。

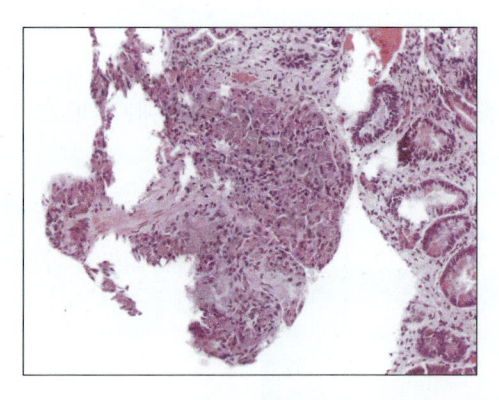

图 124　病理组织学所见：仅有胰腺腺泡及导管（Heinrich II 型）

参 考 文 献

[1] 长沼诚,绪方晴彦,岩男泰. Crohn 病,消化器内视镜,2013,25(7):954-956

[2] 遠藤宏樹,酒井英嗣,中島淳. NSAIDs 潰瘍. 消化器内視鏡,2013,25(7):958-960

[3] 江崎幹宏,久保倉尚哉,松本主之. 肠管 Behcet 病,单纯性溃疡. 消化器内视镜,2013,25(7):962-963

[4] 崎村正弘. "非特異性多発性小腸潰瘍症"の臨床的研究:限局性腸炎との異同を中心として. 福岡医誌,1970,61:318-340

[5] 非特异性多发性小肠溃疡症. 消化器内视镜,2013,25(7):964-965

[6] 细江直樹,岩男泰. 绪方晴彦. アレルギー性紫斑病. 消化器内视镜,2013,25(7):968-969

[7] 细江直樹,市川理子. 石橋由佳ほか:小腸潰瘍性病変の的確な診断と概念の確立 カプセル内視鏡による成人発症 Henoch-schoenlein 紫斑病の小腸病变. 消化器内科,2012,54(5):565-569

[8] 小川修. 贝濑满. Cronkhite Canada 症候群. 消化器内视镜,2013,25(7):970-971

[9] 先沼健司,中村哲也,寺野彰. 好酸性小肠炎. 消化器内视镜,2013,25(7):972-973

[10] 木下芳一,大嶋直樹. 石村典久ほか:好酸球性消化管障害の診断と治療. 日消誌,2013,110:953-964

[11] 辻川知之. 马场重树. 移植片对宿主病. 消化器内视镜,2013,25(7):978

[12] 岡志郎,田中信治,茶山一彰. 腸結核. 消化器内視鏡. 25(7):974-975

[13] 细田四郎,细田友则. 抗酸菌性腸炎. 腸結核. 日本臨床(別冊)下卷,1994:196-198

[14] 大川清孝,青木哲哉,佐野弘治. MRSA 腸炎. 消化器内视镜,

2013，25（7）：976-977
[15] Ozen S, Pistorio A, Iusan SM, et al. EULAR/PRINTO/PRES criteria for Henoch-Schönlein Purpura, Childhood Polyarreritis nodosa, Childhood Wegener granulomatosis and Childhood Takayesu arteritis: Ankara 2008. Part Ⅱ: Final classification criteria [J]. Ann Rheam Dis, 2010, 69（5）：798-806
[16] 阿川千一郎．小西敏郎．MRSA 肠炎．日本临床（別册）感染症症候群Ⅰ，1994：453-455
[17] 藤田和惠，本多宣裕．栗原武幸ほか：MRSA 腸炎によゐ偽膜性腸炎の1例．感染症誌，2004，78：905-909
[18] 大山高令，桜井幸弘．岡田守弘ほか：MRSA 大腸炎3例の内視鏡的検討．Gastroenterol Endosc，1997，39：1412-1418
[19] 川野誠司．岡田裕之，山本和秀．放射性小肠炎．消化器内视镜，2013，25（7）：982-983
[20] 青木哲哉，大川清孝．田中敏宏ほか：2．小肠炎症性疾患．7）放射線性腸炎，2008，43：624-628
[21] 角川康夫，松本美野里，齊藤豊．原發性小腸癌．消化器内視鏡，2013，25（7）：987
[22] 八尾恒良，八尾建史．真武弘明ほか：小腸腫瘍 分類と画像所見 小腸腫瘍 最近5年間（1995～1999）の本邦報告例の集計．胃と腸，2001，36：871-881
[23] 藤澤美亜，鈴木孝良，峯徹哉．悪性淋巴腫．消化器内視鏡，2013，25（7）：988-989
[24] 中村昌太郎，飯田三雄．消化管悪性リンパ腫の臨床．日消誌，2001，98：624-635
[25] 中村昌太郎，松本主之．八尾隆史ほか：小腸腫瘍性疾患悪性リンパ腫．胃と腸，2008，43：533-538
[26] 丹羽康正，中村正直．大宮直木ほか：癌や炎症と鑑鋻別困難な十二指腸・小腸悪性リンパ腫．胃と肠，2009，44：855-863
[27] 奥原禎久，菅智明．消化管原发滤胞性リンパ腫，消化器内视镜，2013，25（7）：990-991
[28] 赤松泰次，金子靖典．岩谷勇吾ほか：十二指腸リンパ腫の臨床診

断と治疗．胃と肠，2001，46：1635-1645

[29] 早川宏，佐藤公，榎木信幸．腸管 T 細胞リンパ腫，消化器内視鏡．2013，25（7）：992-993

[30] 野村栄樹，高木承．木内喜孝：腸管原発 T 細胞リンパ腫の1例．Gastroenterol Endosc，2007，49：1854-1855

[31] 松本吏弘，吉田行雄，野首光弘．小肠 MALTリンパ腫．消化器内視鏡，2013，25（7）：994-995

[32] 松田知己，遠藤希之，長南明道．小腸 GIST，消化器内視鏡．2013，25（7）：996-997

[33] 樫田博史*，櫻井俊治，所忠男*．小腸カルチノイド，消化器内視鏡．2013，25（7）998-999

[34] 村野実之，川上研．山内宏哲ほか：内分泌細胞腫瘍．胃と腸．2008，43：547-552．

[35] 柏木真人，鈴木良磨，小原勝敏．小腸多発 Neuroendocrine Tumor．消化器内視鏡，2013，25（7）：1000-1001

[36] 曽我 淳．カルチノイドおとび類縁の内分泌癌――本邦症例と外国症例比較一．日臨外会誌，2003，64（12）：2953-2966

[37] 中村正直，山村健史，後藤秀実．Peutz-Jeghers 症候群，消化器内視鏡，2013，25（7）：1006-1007

[38] 千野晶子，岸原輝仁，五十風正広．家族性大腸腺腫症の小腸腺腫 消化器内視鏡，2013，25（7）：1008-1009

[39] 细江直樹，今枝博之，緒方晴彦．脂肪腫．消化内視鏡，2013，25（7）：1010

[40] 高橋陽子，田中 岡，江原彰仁ほか：小腸疾患診断のコツ腫瘍性疾患．臨床と研究，2009，86（11）：1449-1454

[41] 勝木伸一，藤田朋紀，佐木清貴．炎症性類線維性ポリープ，消化器内視鏡，2013，25（7）：1012-1013

[42] 三輪 純，梅田典嗣．小阪 秀ほか：内視鏡的に発育を観察しえた回腸末端部 Inflammatory Fibroid Polypの1 例．Gastroenterol Endosc，1996，38：1963-1967

[43] 藤井宏行，平田信人．小腸平滑筋腫．消化器内視鏡，2013，25（7）：1016-1017

［44］ 八尾恒良，八尾健史．真竹弘明ほか：小腸腫瘍．最近5年間（1995～1999）の本邦報告例の集計．2001，胃と腸 36：871-881

［45］ 垂水研一．古賀秀樹．堅田真司ほか：1．小腸腫瘍性疾患－3）間葉系腫瘍．胃と腸，2008，43：539-546

［46］ 井野裕治，矢野智則，山本博德．海绵状血管腫．消化器内視镜，2013，25（7）：1020-1021

［47］ 豊川達也，友田純．毛細血管腫．消化器内視镜，2013，25（7）：1022-1023

［48］ 竹本浩二，濱田健太，藤木茂篤．膿原性肉芽腫．消化器内視镜，2013，25（7）：1024-1025

［49］ 新井俊文，門馬久美子．川田研郎ほか：食道に発生したpyogenic granulomaの1例，2006，胃と腸 41：983-989

［50］ 渡部宏嗣，山田篤生，小池和彦．リンパ管腫．消化器内視镜，2013，25（7）：1026-1027

［51］ 石片伸久．渕上忠彦．田畑寿彦ほか：无症状で発見し得た小腸リンパ管腫の1例．日消誌，1999，96：959-963

［52］ 佐佐尾，林芳和，山本博德．虚血性小腸炎．消化器内視镜，2013，25（7）：966-967

［53］ 佐田美和．小林清典．竹内　瞳ほか：小腸炎症性疾患虚血性腸炎．胃と腸，2008，43：617-623

［54］ 矢野智則，新烟博英，西村直之．血管性病変．消化器内視镜．2013，25（7）：1030-1033

［55］ 岩下明德，尾石樹泰．八尾隆史ほか：腸管の血管性病変の病理学的鑑別诊断．胃と肠，2000，35：771-784

［56］ 坂本博次，矢野智則，山本博德．Hereditary Hemorrhagic Telangiectasia（Osler-Weber-Rendu disease）消化器内視镜，2013，25（7）：1030-1033

［57］ 荒木昭博，岡田英理子，渡辺守．静脈瘤．消化器内視镜，2013，25（7）：1036-1037

［58］ 小形典之，大塚和朗，工藤進英．小腸憩室－メッケル憩室以外，潰瘍合併めて．消化器内視镜，2013，25（7）：1038-1039

［59］ 半田修，向井理英子．八木信明ほか：憩室．Meckel憩室．臨床消

化器内科，2013，28：290-296

[60] 荒木昭博，大塚和朗，渡辺守．メッケル憩室．消化器内視鏡，2013，25（7）：1040-1041

[61] 草野昌男，樋渡信夫．小島康弘：炎症以外の小腸非腫瘍性疾患 2）憩室性疾患（Meckel 憩室など），重腹腸管．胃と腸，2008，43（4）：662-666

[62] 佐藤宏和，穂苅量太，三浦総一郎．蛋白漏出性胃腸症－腸リンパ管拡張症以外．消化器内視鏡，2013，25（7）：1048-1049

[63] 渡辺知佳子ほか：蛋白漏出性胃腸症の病態と診断．胃と腸，2008，43（4）：731-734

[64] 貫陽一郎，江崎幹宏，松本主之．腸リンパ管拡張症．消化器内視鏡，2013，25（7）：1050-1051

[65] 青柳邦彦，江口浩一，坂田三雄．炎症以外の小腸非腫瘍性疾患 腸リンパ管拡張症．胃と腸，2008，43：667-671

[66] 大森鉄平，白戸泉，白鳥敬子．腸石．消化器内視鏡，2013，25（7）：1052-1053

[67] 青木照明，鳥海弥寿雄．消化管結石症．臨床と研究，1998，75：1059-1062

[68] 高橋治夫，矢野智則，山本博徳．腸管嚢腫様気腫症．消化器内視鏡，2013，25（7）：1054-1055

[69] 赤松泰次，大和理務，吉田精市．腸管気腫性嚢胞症．臨床消化器内科，1994，9：1863-1870

[70] 井上拓也，能田貞治，樋口和秀．異所性膵．消化器内視鏡，2013，25（7）：1014-1015

[71] 小林広幸．異所性膵．消化器内視鏡，2012，24：1752